DAS PIRQUETSCHE SYSTEM DER ERNÄHRUNG

FÜR ÄRZTE
UND GEBILDETE LAIEN DARGESTELLT

VON

PROFESSOR DR. B. SCHICK
ASSISTENT DER UNIVERSITÄTS-KINDERKLINIK
IN WIEN

DRITTE AUFLAGE

MIT 5 ABBILDUNGEN

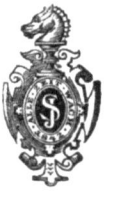

Springer-Verlag Berlin Heidelberg GmbH

1922

ISBN 978-3-662-38860-0   ISBN 978-3-662-39786-2 (eBook)
DOI 10.1007/978-3-662-39786-2
ALLE RECHTE, INSBESONDERE DAS DER
ÜBERSETZUNG IN FREMDE SPRACHEN, VORBEHALTEN.
Copyright by Springer-Verlag Berlin Heidelberg
Ursprünglich erschienen bei Julius Springer in Berlin 1922.

Vorwort zur zweiten Auflage.

Dieses Heftchen wurde in erster Linie auf dringenden Wunsch der Ärzte der Fortbildungskurse, der Studenten der Medizin, der Krankenpflegerinnen und der Teilnehmerinnen der in der Wiener Kinderklinik stattfindenden Ernährungskurse geschrieben. Innerhalb weniger Monate war die Auflage vergriffen, ein Beweis, daß nicht nur die erwähnten, sondern auch viele andere Kreise Interesse an dem neuen Ernährungssystem haben. Ich freue mich, auf dem Wege dieser kleinen Schrift die Kenntnis der Grundlagen des Systems in weitere Kreise bringen zu können, und ich hoffe, daß damit nicht nur Unvoreingenommene zu Anhängern des Systems gewonnen werden, sondern daß auch manche Leser, die bis dahin gerne einstimmten, wenn über das System abfällig kritisiert wurde, nach Einblick in das System doch finden werden, daß in demselben ein großer Fortschritt gelegen ist. Auch die Feinde von heute werden einmal Freunde des Systems werden.

Wien, Juli 1919.

Schick.

Vorwort zur dritten Auflage.

Weitere drei Jahre praktischer Erfahrung haben uns gezeigt, daß die Grundlagen des Systems keiner Änderung bedürfen. Das System wird der Kürze halber vielfach als Nemsystem bezeichnet; dadurch wird die Meinung hervorgerufen, daß das System nur in der Bewertung der Nahrungsmittel nach Nem beruhe, während doch der eigentliche Unterbau des Systems in der Berechnung des Nährwertbedarfes aus der Sitzhöhe besteht. Der Vergleich des Nährwertes der Nahrungsmittel mit einer Standardfrauenmilch vollendet diesen Unterbau des Systems zu einem für wissenschaftliche und praktische Zwecke ausgezeichnet verwendbaren Gebäude.

Wien, September 1922.

Schick.

Die Ernährungslehre war vor dem Kriege eine Wissenschaft, deren Ergebnisse unbewußt ohne eigentliches Verständnis in die Bevölkerung eingedrungen waren. In einseitiger Überschätzung und Nachsprechen ärztlicher Verordnungen wurden Milch, Eier und Fleisch als nahrhaft geschätzt. Die Ärzte interessierten sich für das Ernährungsproblem meist nur bei Magen-, Nieren- und Stoffwechselkrankheiten hier mehr vom qualitativen Standpunkt und dann bei Abmagerungs- und Mastkuren. Die Ernährung des gesunden Menschen war jedem selbst überlassen, die Nahrungsmittel waren so reichlich, der Preis einfacher Nahrungsmittel so niedrig, daß das Gespenst der Unterernährung, des Hungers kaum je in Frage kam.

Im Krieg ist es anders geworden. Für die Zusammenstellung der täglichen Nahrung ergeben sich täglich neue Schwierigkeiten. Zu den übrigen Sorgen des Haushaltes gesellt sich das beschämende Gefühl der Unwissenheit in der für die Familie so wichtigen Ernährungsfrage. Die Ernährungslehre ist in den Brennpunkt des allgemeinen Interesses gelangt. **Jeder Mensch hat heute das Bedürfnis zu wissen, mit welchen Nahrungsmitteln er sich ernähren kann und wieviel er von diesen zu seiner Lebenserhaltung braucht. Die Ernährungslehre muß ein integrierender Bestandteil des Volkswissens werden.** Soll sie das werden, dann muß sie in eine so einfache Form gebracht werden, daß nicht nur der Arzt, sondern jeder Mensch sie erfassen kann.

Sind diese Bedingungen bei der jetzigen Fassung der Ernährungslehre gegeben? Wir müssen die Frage verneinen. Die glänzenden Tatsachen der Ernährungslehre, allen voran die energetische Betrachtungsweise, die Ernährung nach der Fläche, die kalorische Bewertung der Nahrungsmittel, die Ergebnisse der Stoffwechselversuche usw., Entdeckungen, die dem Chaos in der Ernährungsfrage ein Ende machten, sie sind nur von relativ wenigen Menschen so erlernt worden, daß sie in die Praxis umgesetzt werden konnten.

Die für die Praxis so wichtige Kalorienlehre ist schwierig zu popularisieren, die Schwierigkeit liegt in dem Begriff der Kalorie.

Die Vorstellung des physikalischen Begriffes der Wärmemenge, die notwendig ist, um 1 l Wasser von 0^0 auf 1^0 zu erwärmen ist zu abstrakt, dazu kommt noch die Verwirrung, daß zwischen großer, kleiner, ausgenützter und ausnützbarer Kalorie zu unterscheiden ist. Man kann sich täglich davon überzeugen, wie verschwommen vielfach die Begriffe der Kalorienformen in den Köpfen der in den Ernährungsfragen weniger geschulten oder ungeschulten Ärzte sind. Jeder versteht darunter etwas anderes. Ist dies schon bei Ärzten der Fall, um wieviel schlimmer steht es darum bei Laien.

Das quantitative Denken überhaupt und so auch in Ernährungsfragen ist bei der Mehrzahl der Menschen unterentwickelt. Sowohl Ärzte als auch Laien überschätzen die Bedeutung des qualitativen Momentes in der Ernährung. Wahrscheinlich ist dies die Folge der bestechenden Pawlowschen Sekretionsstudien. Geht man in die Küche selbst, so findet man das Gesamtaugenmerk auf das qualitative Moment konzentriert. Die Mengenangabe der Ingredienzien einzelner Speisen, die ja natürlich etwas Quantitatives ist, erfolgt mehr vom Geschmacksstandpunkt aus, ist also qualitativ betont. Nur wenige Kochbücher, wie z. B. das von Heß und von Jürgensen u. w. a. nehmen, wenn auch nur retrospektiv auf den Nährwert Rücksicht. Zuerst wird die Speise hergestellt und dann der Nährwert des Rezeptes berechnet. So findet man dann vielfach auch hier hintereinander Speisen gleichen Zweckes aneinandergereiht, deren Nährwert in weiten Grenzen manchmal um das Doppelte und mehr schwankt. Wohl in der Mehrzahl aller Küchen herrscht statt Wissen krasse Empirie von Mutter auf Tochter und Köchin, von Köchin zur Köchin vorwiegend durch mündliche Überlieferung fortgepflanzt. **Eine richtige Köchin alten und noch jetzigen Stiles haßt alle genauen quantitativen Vorschriften, sie braucht keine Wage, sie hat alles im Griff, sie dosiert nach Gefühl.**

Im Frieden war, wie schon erwähnt, nie Gefahr vorhanden, daß bei der üblichen Art der Küchenführung Unterernährung zustande kam, vor allem, weil Brot in beliebiger Menge und billig zur Verfügung stand. Durch die Art der Zubereitung erfolgte eher zu reichliche Ernährung. Der Schaden der städtischen Küche vor dem Kriege lag mehr in der zu konzentrierten Nahrung, die wenig Schlacken besitzend Veranlassung zur Obstipation gab, allenfalls in der zu großen Eiweißzufuhr. **Qualitativ gute Nahrung war im Frieden gleichbedeutend mit quantitativ zum mindesten genügender Nahrung.** Im Krieg ist auch die Qualität der Speisen wesentlich gesunken, wir haben lernen müssen anspruchslos zu sein. Diese Verschlechterung der Qualität bedeutet aber an sich noch keine Gefahr für die Gesundheit. Gefährlich ist dagegen die

Abnahme des Nährwertes. Dieser hat viel mehr abgenommen als die gute Qualität der Speisen. Wenn qualitativ noch recht gute Speisen quantitativ ungenügend werden, so hilft über diesen Mangel kein Trost über die gute Qualität. Betrügen läßt sich in solchen Fällen unser Gaumen, vielleicht noch unser Magen. Jenseits des Pylorus hört aber jeder Schwindel auf, der resorbierende Anteil des Darmes sondert Ersatz und wirkliche Nährmittel; in dieser ausgezeichneten Untersuchungsstation wird exakt gearbeitet.

Die Ernährungslehre in ein einfaches System zu bringen, das von jedermann auch praktisch durchgeführt werden kann, ist Pirquet restlos gelungen. Seit 8 Jahren ist die Wiener Kinderklinik mit der praktischen Erprobung des Systems beschäftigt. Wir haben Ärzte, Studenten, Schwestern, Hausfrauen und Küchenpersonal in das System eingeführt, sie haben es alle erlernt, unsere eigene Schulküche arbeitet schon über 5 Jahre nach dem System. Die meisten bisher in den Kursen der Kinderklinik „über Ernährung" ausgebildeten Damen leiten während der seit Juni 1919 in Wien im Gang befindlichen amerikanischen Kinderhilfsaktion Großküchen mit Massenausspeisung nach dem System Pirquets. Es sind also nicht theoretische Spielereien, die in dem System geboten werden, sondern praktisch erprobte Lehren. Zur großen Freude konnten wir bemerken, daß länger im Spitale verweilende 10—14 Jahre alte Kinder (Knaben und Mädchen) spielend, ohne von uns veranlaßt zu sein, das System erlernten, einige Kinder führten die Übersichtstafeln über ihre Ernährung selbst. Wohl lernt Hänschen leichter als Hans. In diesem Falle spricht aber doch die Tatsache der Erlernbarkeit im jugendlichen Alter dafür, daß die Grundlagen des Systems so einfach sind, daß sie von jedem Individuum bei entsprechendem Interesse verstanden werden.

Die Hauptpfeiler des Pirquetschen Systems sind

    1. der Ersatz des Begriffes der Kalorie durch ein leicht verständliches physiologisches Maß — den Milchwert
    2. Die Berechnung des täglichen Nahrungsbedarfes durch einfache Rechnungsarten aus der Sitzhöhe.

Pirquet vergleicht sämtliche Nahrungsmittel bezüglich ihres im Körper wirklich verwendbaren Brennwertes mit einer Frauenmilch von folgender bestimmter Zusammensetzung:

        Eiweiß 1,7 Proz.
        Fett   3,7 „
        Zucker 6,7 „

Diese Standard-Frauenmilch hat einen physiologischen Brennwert von 667 großen Kalorien, d. h. im Organismus — nicht im Kalorimeter — kommt diese Wärmemenge zur Wirkung. Der Wert von 1 g Frauenmilch wird als Nahrungs-Einheit Milch gewählt. Die Anfangsbuchstaben ergeben das Wort Nem*) = n. 1 Nem ist also der physiologische Nährwert von 1 g Frauenmilch bestimmter Zusammensetzung (= 0,67 ausgenützte große Kalorie). Dieses Maß kann in ähnlicher Weise wie andere Längen- resp. Gewichts- und Hohlmaße abgewandelt werden.

$$0,001 \text{ nem} = 1 \text{ millinem} = 1 \text{ mn}$$
$$0,01 \text{ „} = 1 \text{ centinem} = 1 \text{ cn}$$
$$0,1 \text{ „} = 1 \text{ decinem} = 1 \text{ dn}$$
$$10 \text{ „} = 1 \text{ Dekanem} = 1 \text{ Dn}$$
$$100 \text{ „} = 1 \text{ Hektonem} = 1 \text{ Hn}$$
$$1000 \text{ „} = 1 \text{ Kilonem} = 1 \text{ Kn}$$
$$1000 \text{ Kilonem} = 1 \text{ Tonnenem} = 1 \text{ Tn}$$

Für den allgemeinen Gebrauch werden Kuhmilch und Frauenmilch gleichwertig angesehen. Wirkliche Gleichheit des Nährwertes besteht bei einer Kuhmilch von folgender Zusammensetzung:

Eiweiß 3,3 Proz.
Fett 3,7 „
Zucker 5 „

Die Vergleichszahlen der wichtigsten Nahrungsmittel gehen aus nebenstehender Tabelle hervor.

Man wird sofort einwenden und es ist dies auch geschehen, der Nemwert des Nahrungsmittels sei im Grunde nichts anderes als der Kalorienwert und es sei überflüssig den Kalorienwert durch den Nemwert zu ersetzen. Abgesehen von der schon erwähnten Unklarheit und Verwirrung, welche Kalorien der einzelne Autor bei den Nahrungsmitteln meint, liegt der Vorteil des Nemwertes meines Erachtens in der plastischen verständlichen Vorstellung, die jeder Mensch ohne Schwierigkeit vom Nährwert bekommt, wenn er die Nahrungsmittel mit dem Milchwerte vergleicht. Wenn ich darauf hinweise, daß ein Kind z. B. 300 g Milch = 300 nem zum Frühstück bekommen hat und das andere statt dessen 60 g Mischbrot = 200 n und 30 g Marmelade = 100 nem, also ebenfalls 300 n, den Nährwert von 300 g Milch, so sieht man plastisch an der Milchmenge, wieviel Nährwert in dem genannten Marmeladebrot enthalten ist und hat auch plastisch die Tatsache vor sich, daß beide Kinder von ihrer verschiedenen Nahrung denselben Nutzen ziehen.

---

*) Für andere Länder kann als Ableitung des neuen Wortes Nem nutritionis elementum benützt werden.

Tabelle des Nemgehaltes der Nahrungsmittel.

Nem in 1 Gramm (rund)	Nahrungsmittel eingekauft	Nahrungsmittel in der Küche zubereitet	Hektonem wiegt Gramm
13,3 ($^{40}/_3$)	Rindstalg 0*), Schweineschmalz 0, Öl 0		7,5
12	Butter 0, Margarine 0		8,5
11	Knochenmark 0.5		9
10	Speck 0.5		10
9	Nüsse ohne Schalen 0.5		11
8	Mandeln süß 1		12,5
6,7 ($^{20}/_3$)	Grieben 4, fette Wurst 1, Vollmilchpulver 2		15
6	Zucker 0, Kakaopulver 1, Schokolade 0		17
5	Schinken 8, Rauchfleisch 3, fr. Fleisch fett 2, Eidotter 2, Magerkäse 4, Fettkäse 3, Kondensmilch mit Zucker 1, Hülsenfrüchtemehl 2, Getreidemehl 1, Teigwaren trocken 1, Zwieback 1, Reis 1, Stärkemehl 0, Honig 0, Sirup 0, Magermilchpulver 4, Schellfisch trocken 7	Fette Mehlspeisen 1	20
4	Fischeier 4, Blutwurst 1, trockene Hülsenfrüchte 2, Weizenbrot fein 1, trockene Datteln 0.5		25
3,3 ($^{10}/_3$)	Kondensmilch ohne Zucker 2, Mischbrot 1, Dörrobst 0.5, Dörrgemüse 0.5–3, trockene Schwämme 3, Sahne 1	Marmelade 0	30
3	Schwarzbrot 1, Sardinen 5, Sprotten ger. 4	Leichte Mehlspeisen 1	33
2,5 ($^{10}/_4$)	Frisches Fleisch mittelfett 4, frischer Fisch fett 4, Eier 3, Kastanien 1, Topfen 6	Zubereitetes Fleisch 6	40
2	Frisches Fleisch mager 6, frische Leber, Niere 5, Bries 7	Doppelnahrung: Grießbrei 1, Gemüse zubereitet: Hülsenfrüchte 2, Spinat 1, Kohl 0.5, Sauerkraut 0.5, Reis 0.5	50
1,5 ($^3/_2$)	Kalbshirn 3, Hering frisch 7	Zubereiteter Fisch 8	67
1,25 ($^5/_4$)	Lunge, Blut 7, frischer Fisch mager 7, Kartoffeln 0.5, Schellfisch frisch 7		80
1	Frauenmilch 1, Kuhmilch 2, Gartenerbsen grün 2, Weintrauben 0.5, Zuckerrüben 0.5, Bananen 0.5, Feigen 0.5	Gleichnahrung: Gemüse zubereitet, Kartoffeln 0.5, Milchspeise 1, dicke Suppe 1	100
0,67 ($^2/_3$)	Frisches Obst 0.5, Fruchtsäfte 0, Sellerie 1, Eiklar 9		150
0,5 ($^1/_2$)	Magermilch zentr. 4, Schnittbohnen 2, Mohrrüben 1, Zwiebel frisch 1	Halbnahrung: Dünne Suppe 1	200
0,4 ($^4/_{10}$)	Frischer Spinat 3, Suppengrün 1, Kohl, Blumenkohl 2, Kohlrübe 1, Wrucken 1, frische Schwämme 3		250
0,33 ($^3/_{10}$)	Sauerkraut 2		300
0,25 ($^1/_4$)	Spargel 2, Tomaten 2		400
0,2 ($^2/_{10}$)	Kopfsalat 2, Gurken 2		500
0,1 ($^1/_{10}$)		Fleischbrühe 3	1000

*) Die Zahl neben dem Nahrungsmittel bedeutet den Eiweißwert. 0 ohne Eiweißwert, 0.5 halber Eiweißwert.

Dieser Vergleich der Nahrungsmittel mit der Milch als Nahrungseinheit hat für die Hausfrau und für jeden wirtschaftlich denkenden Menschen auch einen ökonomischen Vorteil. Man ist stets in der Lage auf Grund dieses Vergleiches zu entscheiden, ob ein Nahrungsmittel preiswert ist oder nicht. Erhält man Angebote verschiedener Nahrungsmittel, so ist es nur notwendig zu berechnen, wieviel bei angegebenem Preise der Nährwert von 1 l Milch, also 1 Kilonem kostet. Der Kilonempreis der einzelnen Nahrungsmittel ist dann leicht vergleichbar.

Es lauten z. B. die Angebote*) folgendermaßen:

```
1 l (kg) Milch . . . . . . .    8 Kronen
1 kg Butter . . . . . . . . 120   "
1  " Fett . . . . . . . . . 100   "
1  " Zucker . . . . . . .   30   "
1  " getrocknete Feigen . .  25   "
1  " Mehl . . . . . . . .   20   "
1  " Sauerkraut . . . . .    5   "
1 Ei . . . . . . . . . .     3   "
```

Die Kilonemwerte lauten:

```
1 l Milch . . . . . . = 1    Kilonem
1 kg Butter . . . . . =12      "
1  " Fett . . . . . . =13,3    "
1  " Zucker . . . . . = 6      "
1  " getrocknete Feigen = 3,3  "
1  " Mehl . . . . . . = 5      "
1  " Sauerkraut . . . = 0,33   "
1 Ei . . . . . . . . = 0,1     " (1 Hn)
```

Man dividiert den Kilogrammpreis der Nahrungsmittel durch den Kilonemwert und erhält dadurch den Kilonempreis, d. h. den Preis, den man für den Nährwert von 1000 n = 1 l Milch bei Ankauf der genannten Nahrungsmittel bezahlt. Nur beim Preis des Eies muß ich, da 1 Ei nur den Wert von 1 Hn (= 100 n) hat, den Kaufpreis eines Eies mit 10 multiplizieren.

Es kostet bei obigen Preisen

1 l Milch eben 8 Kronen,

```
derselbe Nährwert in Butter. . . . . . 120:12  = 10    Kr.
    "       "    " Fett . . . . . . . 100:13,3 =  7,50  "
    "       "    " Zucker . . . . . .  30: 6   =  5     "
    "       "    " getrockneten Feigen 25: 3,3 =  7,60  "
    "       "    " Mehl . . . . . . .  20: 5   =  4,0   "
    "       "    " Sauerkraut . . . .   5: 0,33= 15,15  "
    "       "    " Eiern . . . . . .    3×10   = 30     "
```

---

*) Schleichhandelspreise Winter 1918/19.

d. h. bei diesem Angebote sind Mehl und Zucker die billigsten Nahrungsmittel, dann kommt das Fett. Am teuersten sind die Eier, an zweiter Stelle steht das Sauerkraut. Die Hausfrau wird in erster Linie Mehl, Zucker und Fett einkaufen und daraus Mehlspeisen zubereiten.

Es ist ganz lehrreich zu beobachten, daß diejenigen Ärzte und Leiterinnen von diätetischen Küchen, die mit Kalorien zu rechnen gewohnt sind, vielfach selbst trotz der Kalorie noch ein anderes Vergleichsobjekt suchen. So wurde mir von verschiedenen Kollegen unabhängig voneinander erzählt, daß sie wohl alle Nahrungsmittel nach Kalorien berechnen, aber sich außerdem dadurch eine plastische Vorstellung vom Nährwerte machen, daß sie die Nahrungsmittel in ihrem Kalorienwerte noch mit dem Hühnerei — 70 Kalorien — vergleichen. Diese Kollegen, und ähnlich machen es die Küchenleiterinnen, rechnen sich rasch im Kopfe aus, wieviel Eiern der Nährwert des betreffenden Nahrungsmittel entspricht. Erst dadurch bekommen sie eine wirkliche Vorstellung vom Nährwert. Man kann schon daraus entnehmen, daß das instinktive Verlangen nach einem Vergleichswert besteht. Theoretisch könnte auch das Ei als Vergleichswert gewählt werden. Pirquet hat aber mit gutem Grunde dies nicht getan. Abgesehen von der leichten sprachlichen Möglichkeit der quantitativen Abstufung des Wortes Nem ist vor allem die Tatsache für die Wahl maßgebend gewesen, daß die Frauenmilch physiologisch dem Menschen zugehörig, ihm durch Monate hindurch im Säuglingsalter als ideale und ausschließliche Nahrung dient. Selbst die fanatischesten Vegetarier können diese Tatsache nicht aus der Welt schaffen. Schrittweise wird der Mensch von dieser natürlichen Ernährung mit Frauenmilch ausgehend an die Ernährung mit anderen Nahrungsmitteln gewöhnt. Wir ersetzen nicht nur theoretisch sondern auch in Wirklichkeit bei der Entwöhnung eine Frauenmilchmahlzeit nach der anderen durch die Nahrungsmittel der späteren Lebensjahre. Was die Menschen also tatsächlich im Lauf des menschlichen Daseins unbewußt tun, soll jetzt nach dem System Pirquets bei der Ernährung des Säuglings und des Kindes sowie des Erwachsenen bewußt zu einer der Grundlagen unseres Denkens in Ernährungsfragen werden.

Daß der Vergleich der Nahrungsmittel mit der Milch als Nahrungseinheit praktisch leicht durchführbar ist, sollen einige kurze Beispiele demonstrieren:

Ein Säugling sollte eine bestimmte Menge Frauenmilch z. B. 600 cm^3 als Nahrung pro Tag erhalten. Wir sind aber leider gezwungen das Kind künstlich mit Kuhmilch zu ernähren. Kuhmilch und Frauenmilch sind in bezug auf den Nemgehalt einander gleichzusetzen. Ich könnte also einfach statt Frauenmilch gleiche Mengen Kuhmilch geben. Erfahrungsgemäß ist es zweckmäßiger, die Kuhmilch nicht unverdünnt zugeben, sondern sie z. B. zur Hälfte mit Wasser zu verdünnen. Dadurch wird der Nährwert der Kuhmilch auf die Hälfte herabgesetzt. Ich muß daher, um neuerdings eine Nahrung gleichen Nährwertes zu erhalten, Zucker oder Butterfett oder beides hinzufügen. Wir pflegen als Ersatz des durch die Verdünnung verlorenen Nährwertes der Gesamtflüssigkeit nur Zuckerzusatz zu verwenden. Wenn wir aus 100 g Wasser, das keinen Nährwert hat, durch Zuckerzusatz eine Flüssigkeit herstellen wollen, die der Milch wieder im Nährwert gleich ist, so müssen wir in 100 g Wasser 100 Nem Zucker auflösen. Da 1 g Zucker = 6 Nem sind, so sind 17 g Zucker = 100 Nem. Löse ich also 17 g Zucker in 100 cm³ Wasser auf, so stelle ich mir damit eine 17proz. Rohrzuckerlösung her und diese Lösung ist im Nemwert gleich derselben Menge Milch. 17 Proz. Rübenzuckerlösung ist in jeder Menge der gleichen Menge Milch im Nem-(Nähr-)wert gleich.

Pirquet nennt derartige Lösungen, Flüssigkeiten oder Speisen, die in jeder Menge der gleichen Menge Milch im Nemwert gleich sind, Gleichnahrungen. Der physiologische Unterschied zwischen dem Nemwert einer 17proz. Zuckerlösung (Rohrzuckergleichnahrung) und dem Nemwert gleicher Mengen Frauenmilch (oder Kuhmilch) besteht darin, daß in der 17proz. Zuckerlösung der gesamte Nemwert nur durch Kohlenhydrat (Brennstoff), in der Frauenmilch neben Brennstoff auch anderer Art (Fett) noch durch Baustoff (Eiweiß) gedeckt ist. Auf die Eiweiß- und Fettfrage komme ich später zu sprechen.

Mischen wir Vollmilch mit der gleichen Menge einer 17proz. (Rüben-)Zuckerlösung, so wird die Gesamtflüssigkeit denselben Nährwert haben, als wenn sie nur aus Vollmilch bestehen würde. Ich kann also dem obenerwähnten Säugling statt 600 cm³ Frauenmilch 300 cm³ Vollmilch + 300 cm³ 17proz. Rübenzuckerlösung als Nahrung für 24 Stunden verschreiben.

Nach diesem einfachen Beispiel ein zweites, in dem schon mehrere Nahrungsmittel vorkommen. Die am häufigsten verwendeten sind neben Zucker, dessen Nemwert wir eben gelernt haben (1 g Zucker = 6 Nem), Fett, Butter und Mehl.

$$\begin{aligned}1\text{ g Fett} &= 13,3\text{ n}\\ 1\text{ „ Butter} &= 12\text{ „}\\ 1\text{ „ Mehl oder Grieß} &= 5\text{ „}\end{aligned}$$

Wir wollen einem 7 Monate alten Säugling eine Frauenmilch-Mahlzeit durch Grießbrei ersetzen. Dieser Grießbrei wird bei uns folgendermaßen zusammengesetzt. Für je 100 g Grießbrei wird verwendet:

130 g Milch
8 g Grieß   Diese Menge wird auf 100 g eingekocht.
5 g Zucker

Sehen wir nach, welchen Nemwert dieser Grießbrei hat.

$$\begin{aligned}130\text{ g Vollmilch} &= 130\text{ n}\\ 8\text{ g Grieß à }5\text{ n} &= 40\text{ „}\\ 5\text{ g Zucker à }6\text{ n} &= 30\text{ „}\\ \hline \text{Summe } &\ 200\text{ n}\end{aligned}$$

Wir finden, daß 100 g eines so zubereiteten Grießbreies soviel Nährwert besitzen, wie 200 g Milch. 1 g Grießbrei dieser Zusammensetzung hat den Wert von 2 n.

Pirquet nennt eine derartige Nahrung, die in 1 g Gewicht den Wert von 2 Nem — den doppelten Wert — besitzt, Doppelnahrung. Will ich eine bestimmte Menge Frauenmilch (oder Kuhmilch) durch Grießbrei im gleichen Nährwert ersetzen, dann benötige ich hierzu nur die halbe Menge Grießbrei obiger Zusammensetzung. Darin liegt auch meines Erachtens ein Teil der Begründung des Überganges von reiner Milchnahrung zur konsistenteren Nahrung. Diese gibt uns die Möglichkeit in gleicher Menge mehr Nährwert zuzuführen als zuvor.

Ein drittes Beispiel möge den Nährwert einer Gemüsespeise zeigen. Besonderer Beliebtheit erfreut sich als Gemüse für den älteren Säugling der Spinat. 1 g geputzter Spinat = 0,4 nem. Will ich Spinatgemüse als Gleichnahrung zubereiten, so stehen mir verschiedene Methoden zur Verfügung: 1. passierter Spinat mit Milch zubereitet:

$$\begin{array}{rl} 75 \text{ g geputzter Spinat*)} =& 30 \text{ n} \\ 70 \text{ „ Milch} \ldots \ldots =& 70 \text{ „} \\ \hline \text{auf } 100 \text{ g eingekocht} \ldots =& 100 \text{ n} \end{array}$$

Ich kann einen Teil der Milch durch Butter ersetzen, z. B.

$$\begin{array}{rl} 75 \text{ g geputzter Spinat} =& 30 \text{ n} \\ 3 \text{ „ Butter à } 12 \text{ n} \ . =& 36 \text{ „} \\ 34 \text{ „ Milch} \ldots =& 34 \text{ „} \\ \hline \text{mit Wasserzusatz auf } 100 \text{ g eingekocht} \ . \ . =& 100 \text{ n} \end{array}$$

Ich kann selbstverständlich die Milch ganz weglassen und das Spinatgemüse mit „Einbrenn" = Mehl und Fett herstellen. Sind wir mit Fett sparsam, so gelingt dies z. B. ganz gut auf folgende Weise:

$$\begin{array}{rl} 70 \text{ g Spinat} \times 0,4 =& 28 \text{ n, dazu Einbrenn aus} \\ 2 \text{ g Fett} \times 13,3 =& 27 \text{ n und} \\ 9 \text{ g Mehl à } 5 \text{ n} =& 45 \text{ n} \\ \hline \text{mit Wasser auf } 100 \text{ g Gemüse} =& 100 \text{ n gebracht.} \end{array}$$

Wäre Fett billiger als jetzt, so könnte man die Einbrenn mit mehr Fett herstellen, z. B.

$$\begin{array}{rl} 70 \text{ g Spinat} \times 0,4 \ . \ . =& 28 \text{ n} \\ 4 \text{ g Butter} \times 12 \ . \ . \ . =& 48 \text{ n} \\ 5 \text{ g Mehl} \times 5 \ . \ . \ . =& 25 \text{ n} \\ \hline \text{mit Wasser auf } 100 \text{ g Gemüse eingekocht} =& 100 \text{ n (Gleichnahrung)} \\ \text{oder „ „ „ } 50 \text{ g „ „} =& 100 \text{ n (Doppelnahrung).} \end{array}$$

Schon an diesen einfachen Beispielen läßt sich zeigen, daß die Berechnung des Nemwertes sehr leicht durchführbar ist. Auch der

---
*) Dann mit Wasser gekocht, gehackt und passiert.

Einwand von konservativen Köchinnen, sie könnten nach einem fremden Rezept nicht kochen, läßt sich soweit unschädlich machen, daß wir in der Lage sind auch bei alten Rezepten wenigstens Klarheit darüber zu schaffen, wieviel Nährwert in der fertigen Speise vorhanden ist, so daß wir die fertige Speise quantitativ dosieren können.

Es ist jedoch zweckmäßig und die Zusammenstellung unserer Küchenrezepte ist mit Absicht so gestaltet, daß der Nährwert der fertigen Speise in einem einfach zu berechnenden Verhältnis zum Nemwert steht. Wir konstruieren die Rezepte so, daß die Speisen entweder 100 n = 1 Hn oder 1000 n = 10 Hn Nährwert haben und trachten auch, daß die Gewichtsverhältnisse der fertigen Speisen entsprechend einfache sind, d. h. runde Zahlen resultieren, mit denen alle Rechenoperationen leicht ausführbar sind.

Ich habe bis jetzt ganz einfache Speisen gewählt. Daß auch der Nährwert jeder andern Speise komplizierterer Zusammensetzung in analoger Weise zu berechnen ist, möge folgendes Beispiel zeigen

Rezept: Bayrische Dampfnudeln:

80 g Mehl	= 4 Hn
$\frac{1}{2}$ Ei	= $\frac{1}{2}$ "
50 g Milch für den Teig	= $\frac{1}{2}$ "
17 g Zucker	= 1 "
11,5 g Fett	= $1\frac{1}{2}$ "
50 g Milch zum Kochen im Dunst	= $\frac{1}{2}$ "
60 g Marmelade für Tunke	= 2 "
dazu Germ und Salz	= 0 "
Summe	10 Hn

Die Kochkunst kann in folgendem sich auszeichnen:

Der Teig wird so wie ein Germteig für Buchteln gemacht, muß gut abgetrieben werden und gehen. In runde Kuchen geformt, werden sie in eine Kasserole gut verschlossen in Milch und etwas Fett gesetzt, eine halbe Stunde in Dunst kochen gelassen, bis alle Flüssigkeit aufgesaugt ist.

Es ist selbstverständlich, daß der Nährwert der fertigen Speise vollkommen abhängig ist von der Menge der einzelnen Bestandteile. Die österreichische, speziell Wiener Küche hat in ihren Friedenskochvorschriften sehr reichlich Fett und Butter enthalten und zwar in Mengen, deren Nährwert dem Essenden sicherlich nicht bewußt war. Insbesondere waren die Mehlspeisen sehr nährwertreich. Interessanterweise ergibt sich, daß, die Gemüsespeisen — z. B. Kraut, Spinat u. dgl. nur ca. $\frac{1}{5}$ ihres Nährwertes aus dem Gemüseanteil bezogen, $\frac{4}{5}$ des Nährwertes war in der „Einbrenn" enthalten, so daß wir in Friedenszeiten vom Ernährungsstandpunkt aus betrachtet eigentlich „Einbrenn" mit Krautgeschmack oder Spinatgeschmack gegessen haben. Die Gemüsespeisen waren eine qualitativ veränderte Art, um Mehl und Fett in die Verdauungsorgane zu bringen. Im Unterbewußtsein des Volkes war die Tatsache wohlbekannt, daß das Kraut allein nicht viel Wert hat — in Nemwert ausgedrückt ist 1 g Kraut = 0,33 oder 300 g Kraut = 100 Nem Das Volk hatte das Sprichwort „das macht das Kraut nicht fett", es wollte damit sagen, daß der Wert des Krautes erst in der Zulage von Fett besteht.

Als infolge der Kriegsnot das Fett und auch das Mehl knapp wurde und die Bevölkerung zur Gemüsebereitung entweder Einbrenn ohne Fett oder wenig Fett nahm, oder sogar Gemüse ohne Einbrenn zu sich nahm, da war wohl der Magen gefüllt und das Sättigungsgefühl erreicht. Im Darm und in den übrigen Küchen des Organismus wurde aber der wirkliche Tatbestand des Nährwertgehaltes der Nahrung klargestellt und das genossene Gemüse für zu wenig nahrhaft befunden. Der Ernährungserfolg war, da die Bevölkerung das Fett oder die ganze Einbrenn strich, ohne den Fehlbetrag zu ersetzen, ein dementsprechend schlechter. Die Ursache der Abmagerung der Bevölkerung ist daher vollkommen klar.

Die Bevölkerung klagt, daß an allem Nahrungselend der Mangel an Fett schuld sei. Gewiß hat das Volk mit dieser Meinung insofern recht, als einfaches Fehlen von Fett ohne Ersatz durch andere Substanzen mit Nährwert (vor allem Kohlenhydrat) zu einem Defizit des Körperhaushaltes führen muß. Diese Überlegung führt uns zur Fragestellung, ob der Mensch überhaupt ohne Fett leben kann, ob es also überhaupt ein Fettminimum für den Menschen gibt. Daß Fett innerhalb weiter Grenzen durch Kohlenhydrat ersetzt werden kann, wobei man ungefähr $2^{1}/_{4}$ mal soviel Kohlenhydrate geben muß, ist eine der bekanntesten Tatsachen der Ernährungslehre. Pirquet steht auf dem Standpunkte, daß theoretisch das gesamte Fett durch Kohlenhydrat ersetzt werden kann, daß es also kein Fettminimum gibt. Der Mensch kann auch ohne Fett leben. Beim Tiere ist dies eine den Tierzüchtern längst bekannte Tatsache. Fett ist überhaupt nicht prinzipiell vom Kohlenhydrat abzutrennen. Es sind beide Reservesubstanzen des Tier- bzw. Pflanzenreiches, die im Bedarfsfalle rasch mobilisiert werden können. Fett ist sozusagen nichts anderes als konzentriertes Kohlenhydrat. Es wird in der Natur überall dort angetroffen, wo es sich handelt, große Mengen stickstofffreier Reservesubstanz oder Nahrungsmittel auf möglichst kleinen Raum unterzubringen, so bei Pflanzen als Öl in den Samen, bei Tieren Fett im

Eidotter usw. Im übrigen bevorzugt der Mensch und das Tier die Aufspeicherung in Form von Fett, die Pflanze mehr in Form von Stärke.

Auch vom Standpunkte der Zusammensetzung der Fette und Kohlenhydrate läßt sich keine strenge Trennung durchführen. Wenn wir unsere Nahrungsmittel, soweit Brennstoffe in Betracht kommen, durchgehen, so sind diese Verbindungen von Kohlenstoff, Wasserstoff und Sauerstoff. Unsere Verdauungsorgane sind nicht imstande reinen Wasserstoff, reinen Kohlenstoff und die einfachen Kohlenwasserstoffe (Paraffine) zu verbrennen trotz ihres hohen kalorischen Wertes. Es müssen die Kohlenwasserstoffverbindungen auch Sauerstoff enthalten, um für den Menschen verwendbar zu werden. Die Oxydation muß schon begonnen sein und je mehr Sauerstoff in den Verbindungen enthalten ist, um so leichter kann der begonnene Verbrennungsprozeß zu Ende geführt werden. Bei den Kohlenhydraten ist die Oxydation weiter vorgeschritten als bei den Fetten, die Kohlenhydrate können leichter zu Ende verbrannt werden als die Fette. Der große Unterschied in der Auffassung von Fett und Kohlenhydrat ist ein nur historisch bedingter, indem die Konstitution der Fette viel länger bekannt ist als die der Kohlenhydrate.

Die Frage, ob Fett zur Ernährung des Menschen unbedingt nötig ist oder nicht, hat Pirquet nicht nur theoretisch erörtert, sondern auch praktisch studiert. Der Säugling erhält bei reiner Frauenmilchernährung eine Nahrung, deren Brennstoffgehalt zur Hälfte durch Fett repräsentiert wird. In 100 Nem Frauenmilch — dasselbe gilt auch von der Kuhmilch — ist die Hälfte, 50 Nem, durch Fett gedeckt. Es gelang nun anstandslos, Säuglinge von der Geburt an durch Monate (der Versuch dauerte ca. 12 Monate) mit zentrifugierter Magermilch — also im physiologischen Sinne fettloser Milch — zu ernähren, ohne daß am Kinde eine Störung nachzuweisen gewesen wäre, die man billigerweise mit der Ernährung in Zusammenhang bringen konnte. Das Fett wurde durch äquivalente Mengen Rohrzucker ersetzt. Auch von Herabsetzung der Immunität gegen Infektionskrankheiten war nichts zu bemerken*).

Dieser Standpunkt Pirquets soll nicht mißverstanden werden. Leider geschieht dies sehr häufig. Es unterliegt keinem Zweifel, daß das Fett erstens küchentechnisch eine nicht zu unterschätzende Bedeutung hat, daß es daher viel schwieriger ist ohne Fett zu kochen und vor allem schmackhaft zu kochen. Und auch wir sind nicht dafür, das qualitative Moment in der Kochkunst zu ignorieren, es soll nur nicht höher geschätzt werden als das quantitative Moment,

---

*) Von mancher Seite, die schon zugibt, daß es kein Fettminimum gibt wird noch darauf hingewiesen, daß nicht das Fett selbst, sondern sonst mit dem Fett zugeführte lebenswichtige Substanzen (Lipoide, Vitamine) durch Ausschaltung des Fettes dem Körper entzogen werden. Wichtig ist, daß diese Vitamine in Butter, dagegen nicht im Schweinefett und Margarine enthalten sind. Bei Zubereitung der Speisen mit den zwei letzgenannten Fetten wird dem Vitaminmangel nicht abgeholfen.

oder besser gesagt, zuerst muß die Frage der Quantität entsprechend beantwortet sein, dann tritt die Kochkunst in ihre Rechte. Es hieße die Ausführungen Pirquets mißverstehen, wenn man ihm die Äußerung zuschreiben will, die Menschen sollten nunmehr wirklich ohne Fett leben. Seine Meinung geht nur dahin, daß der Mensch, wenn es sein muß, glücklicherweise auch imstande ist ohne Fett zu leben, wenn nur das Fett durch entsprechende Mengen Kohlenhydrat ersetzt wird. Wir brauchen daher nicht zu verzweifeln, wenn es das Unglück will, daß kein Fett zu bekommen ist, wenn nur dafür entsprechend mehr Kohlenhydrate zur Verfügung stehen.

Leider ist dies nicht der Fall und zwar handelt es sich dabei um einen verhängnisvollen Circulus vitiosus, in dem unsere ganze Produktion von Nahrung infolge der Überschätzung des Fettes und des tierischen Eiweißes verläuft. Fett und Fleisch hat jetzt einen Luxuspreis. Fett kann bei uns vorwiegend nur auf dem Wege der Tiermast hergestellt werden. Zu dieser Tiermast werden Nahrungsmittel herangezogen, die für den menschlichen Genuß vielfach ausgezeichnet verwertbar sind (z. B. Kartoffel, Mais, Milch usw.). Die genannten Nahrungsmittel haben bei Verkauf im Naturzustande so niedrige Preise, daß es dem Landwirt sich viel mehr lohnt, Kartoffel, Mais usw. in Fleisch und Fett zu verwandeln und diese erst zu verkaufen. Bei dieser Umwandlung der für den Menschen verwendbaren Nahrungsmittel in Fett und Fleisch geht $^4/_5$ des Nährwertes verloren. Mit diesem Verlust zahlen wir den Luxus unseres Gaumens. Dieser Vorwurf gilt vor allem der Schweinemast, da bei ihr solche Nahrungsmittel verfüttert werden, die der Mensch genießen könnte, während die Aufzucht des Rindes nicht so sehr ins Gewicht fällt, da das Rindvieh sich vornehmlich von solchen Nahrungsmitteln nährt, die für den Menschen nicht genießbar sind, abgesehen davon, daß das Rindvieh als Arbeitstier und Milchlieferant volle Existenzberechtigung hat. Die Schweine sind unsere größten Feinde, unsere gefährlichsten Konkurrenten bei der Verteilung der Nahrungsmittel. Ich bringe hier die klarsprechende Tafel Pirquets, die mit eindringlicher Logik vor allem den Schweinemord und die Einschränkung der sonstigen Tiermast fordert. Dieser Schweinemord ist auch schon in Deutschland zweimal in Szene gesetzt worden, leider mit ungenügendem Erfolg, weil die Schweine zu spät gemordet wurden, eben erst dann, wenn sie uns schon zuviel weggefressen hatten.

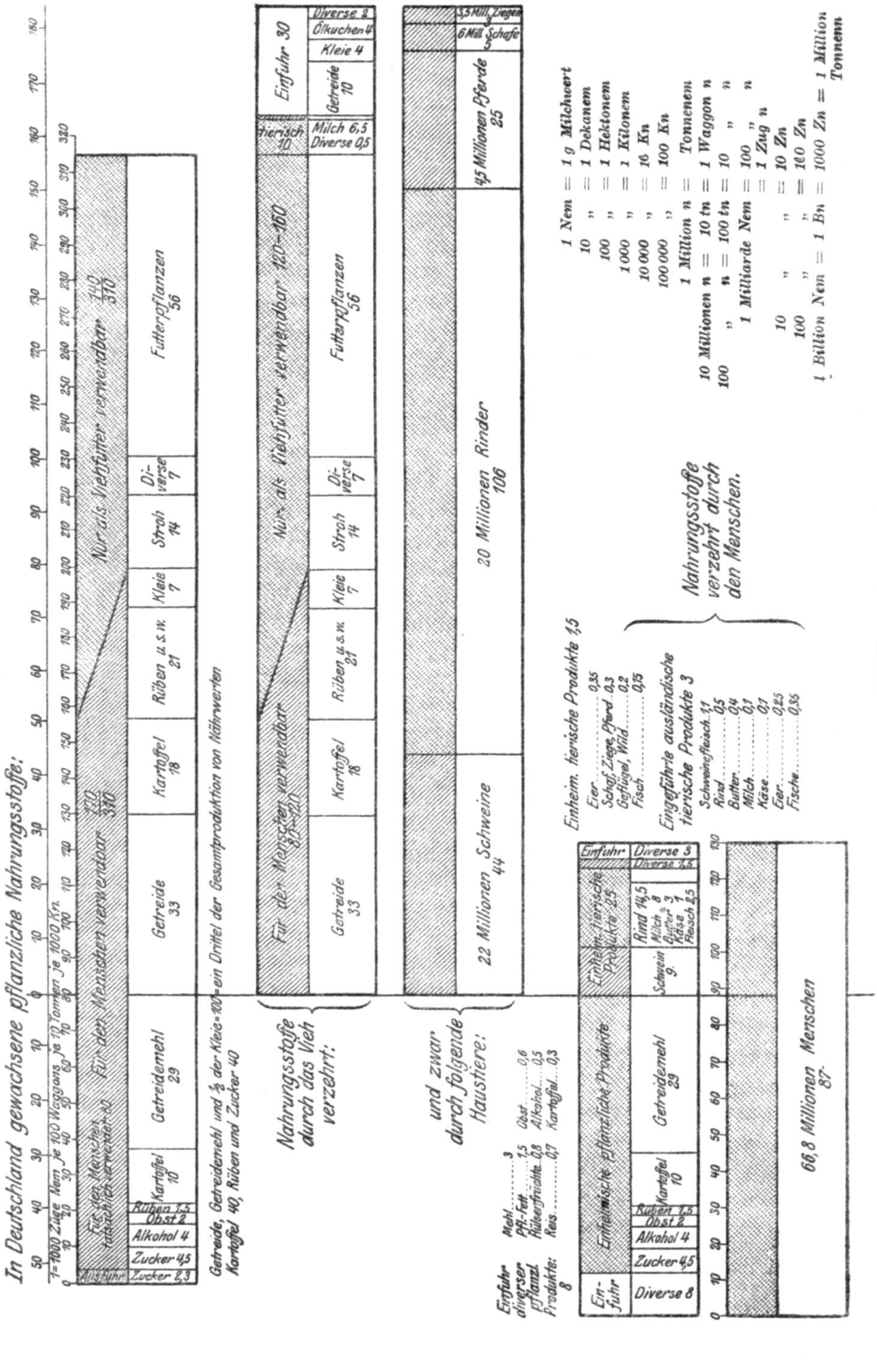
In Deutschland gewachsene pflanzliche Nahrungsstoffe:
1 = 1000 Züge Nem je 100 Waggons je 10 Tonnen je 1000 Kn.
Für den Menschen verwendbar 110/310
Nur als Viehfutter verwendbar 140/310
Getreide 33
Kartoffel 18
Rüben u. s. w. 21
Kleie 7
Stroh 14
Diverse 7
Futterpflanzen 56
Für den Menschen tatsächlich verwendet 50
Getreidemehl 29
Kartoffel 10
Rüben 1,5
Obst 2
Alkohol 4
Zucker 4,5
Ausfuhr Zucker 2,3
Getreide, Getreidemehl und 1/3 der Kleie = 100 = ein Drittel der Gesamtproduktion von Nährwerten
Kartoffel 40, Rüben und Zucker 40
Nahrungsstoffe durch das Vieh verzehrt:
Für den Menschen verwendbar 80–120
Nur als Viehfutter verwendbar 120–160
tierisch 10
Milch 6,5
Diverse 0,5
Einfuhr 30
Getreide 10
Kleie 4
Ölkuchen 4
Diverse 2
und zwar durch folgende Haustiere:
22 Millionen Schweine 44
20 Millionen Rinder 106
4,5 Millionen Pferde 25
6 Mill. Schafe 5
3,5 Mill. Ziegen 3
Einfuhr diverser pflanzl. Produkte: 8
Mehl 3
Pfl.-Fett 1,5
Hülsenfrüchte 0,8
Reis 0,7
Obst 0,6
Alkohol 0,5
Kartoffel 0,3
Einfuhr
Diverse 8
Zucker 4,5
Alkohol 4
Obst 2
Rüben 1,5
Kartoffel 10
Getreidemehl 29
Einheimische pflanzliche Produkte
Einheim. tierische Produkte 25
Schwein 9
Rind 14,5
Milch 8
Butter 3
Käse 1
Fleisch 2,5
Diverse 1,5
Einfuhr
Diverse 3
66,8 Millionen Menschen 87
Einheim. tierische Produkte 1,5
Eier 0,35
Schaf, Ziege, Pferd 0,3
Geflügel, Wild 0,2
Fisch 0,5
Eingeführte ausländische tierische Produkte 3
Schweinefleisch 1,1
Rind 0,5
Butter 0,4
Milch 0,1
Käse 0,1
Eier 0,25
Fische 0,35
Nahrungsstoffe verzehrt durch den Menschen.
1 Nem = 1 g Milchwert
10 „ = 1 Dekanem
100 „ = 1 Hektonem
1000 „ = 1 Kilonem
10000 „ = 10 Kn
100000 „ = 100 Kn
1 Million n = Tonnenem
10 Millionen n = 10 tn = 1 Waggon n
100 „ n = 100 tn = 10 „ n
1 Milliarde Nem = 100 „ n
= 1 Zug n
10 „ „ = 10 Zn
100 „ „ = 100 Zn
1 Billion Nem = 1 Bn = 1000 Zn = 1 Million Tonnenn

Abbildung 1.

Pirquet schreibt zu dieser Tafel folgende Worte:

Das Deutsche Reich produzierte 1912/13*) ungefähr 210 Bill. Kalorien an Nahrungswerten. Von diesen wurden nur 51 vom Menschen, hingegen 156, also das Dreifache, von den Haustieren verzehrt (3 beträgt der Überschuß der Ausfuhr an Zucker.) Unter den von den Haustieren verzehrten Stoffen waren 50 Bill. Kalorien solcher Nahrungsmittel, die auch der Mensch hätte im Frieden verwenden können (Getreide 33, Kartoffel 18), und weitere 28 (Rüben, Kleie), die er unter dem Drucke der Kriegsnotwendigkeiten verzehrt hätte. Der Rest, Futterpflanzen, Stroh, diverse Abfälle, wäre für den menschlichen Magen nicht verwertbar gewesen.

Nehmen wir zuerst die Verteilung dieser Nahrungsmittel, die noch um 30 Billionen durch Einfuhr und durch tierische Produkte (Milch) vermehrt waren, auf die Haustiere: 22 Millionen Schweine nahmen 44 Billionen Kalorien in Anspruch, 20 Millionen Rinder 106 Billionen Kalorien, $4^1/_2$ Millionen Pferde 25 Billionen Kalorien, der unbedeutende Rest fällt auf 6 Millionen Schafe und $3^1/_2$ Millionen Ziegen.

Die menschliche Ernährung setzt sich zusammen aus den 51 Billionen einheimischen pflanzlichen Produkten, aus 8 Billionen eingeführten pflanzlichen und 3 Billionen eingeführten tierischen Produkten und aus 25 Billionen einheimischen Produkten. Aus den 180 Billionen, welche unsere Haustiere fressen, werden nur 25 Billionen menschliche Nahrung.

Das für die Pferde aufgewandte Material werden wir nicht als Luxus ansehen, denn wir verwenden das Pferd nicht als Nahrungstier, sondern als Arbeitstier. Auch das Rind ist zum Teil Arbeitstier, und wir werden seine Nahrung nicht so streng zu beurteilen haben, denn sie besteht zum Teil aus Stoffen, die wir für den Menschen doch nicht verwenden können. Anders ist es mit dem Schwein. Es wird nur zum Zwecke der menschlichen Nahrung gehalten und frißt zum großen Teil Nahrungsmittel, die auch der Mensch verdauen kann. Und da sehen wir, daß aus 44 Billionen Kalorien pflanzlicher Nahrungsmittel nur 9 Billionen in Form von Schweinefleisch und Fett resultieren. 35 Billionen Kalorien gehen bei diesem Prozesse zugrunde. Wenn wir bedenken, daß die ganze Zuckerproduktion Deutschlands 7 Billionen Kalorien ausmacht, daß der gesamte, vom Menschen verzehrte Alkohol nur 4,5 Billionen enthält, daß der gesamte Kartoffelkonsum des Menschen in Deutschland 10 Billionen beträgt, so werden wir ermessen, welch immenser Luxus, welch immense Vernichtung von Nährwerten in der Schweinehaltung gelegen ist.

Wenn wir die Tafel darauf ansehen, woran im Kriege die Einbuße an Einfuhr hätte wettgemacht werden können, so erkennen wir, daß sie durch Einschränkung des Fleischkonsums ohne weiteres zu bewerkstelligen gewesen wäre. Der Einfuhrüberschuß an menschlichen Nahrungsmitteln hatte 11 Billionen betragen, der Ausfuhrüberschuß an Zucker 3 Billionen. Die durch den Abschluß vom Auslande notwendige Sparung hätte nur 8 Billionen oder nicht einmal fünf Prozent der gesamten Produktion betragen. Dieser Ausfall und ein weiterer Ausfall von zehn Prozent der inländischen Produktion durch die Schwierigkeiten des Krieges hätte sich allein schon durch Reduktion des Schweinehaltens leicht decken lassen.

Man hätte nur auf die Lebensgewohnheiten des deutschen Volkes vor achtzig, ja noch vor vierzig Jahren zurückgehen müssen, wo der Fleischkonsum so viel geringer war als jetzt vor dem Kriege. Die Zivilbevölkerung in den

---

*) Nach Kuczynski und Zuntz, Ernährung im Kriege. Braunschweig, Vieweg 1915.

Städten hat auch diese Reduktion des Fleischkonsums ohne Schwierigkeit mitgemacht; was die Schwierigkeiten bereitet, ist die Einschränkung an Nahrungsmitteln überhaupt, die dadurch eingetreten ist, daß der andere Teil der Bevölkerung, das Militär, den Fleischkonsum außerordentlich gesteigert hat.

Die eigentliche praktische Forderung Pirquets in der Fettfrage geht dahin, daß wir uns den Luxus des reichlichen Fett- (und Fleisch)genusses nicht mehr gönnen dürfen, wir sollen also mit Fett möglichst sparen und es nur soweit verwenden, als es küchentechnisch unbedingt nötig ist, **gewissermaßen nur als Würze der Speisen und nicht als Hauptbestandteil des Nährwertes**. Wir laufen bei der allgemeinen Überschätzung der Notwendigkeit des Fettes Gefahr, daß die Schweine, die mit Nahrungsmitteln der Menschen gemästet werden, gedeihen und die Menschen zugrunde gehen. Wenn die Knappheit der Lebensmittel aufhören wird, dann können wir wieder daran denken, uns den Luxus der Schweinemast zu leisten. Auch da wird es rationeller sein, die Fettgewinnung aus der Pflanze produktiv zu heben. Im übrigen ist zu erwähnen, daß die eben erörterten Gedankengänge auch von anderen Autoren (Backhaus, May usw.) mit derselben Schärfe ausgesprochen wurden.

Pirquet lehnt also die Existenz eines Fettminimums ab. **Anders ist es mit der Frage des Eiweißes in der Nahrung.** Es steht mit Sicherheit fest, daß eine Ernährung des Menschen und des Tieres ohne Eiweiß auf die Dauer nicht möglich ist. Eiweiß kann im Organismus sowohl als Baustoff als auch als Brennstoff verwendet werden. Der große Streit gilt der Frage des Eiweißminimums dessen Höhe von verschiedenen Autoren verschieden angesetzt wird. Das Eiweiß ist notwendig, um das täglich verloren gehende Gewebe zu ersetzen (Neubildung der Hautzellen, Wachstum der Haare, Ersatz zugrunde gegangener roter Blutkörperchen usw.) und das Wachstum zu ermöglichen. Manche Autoren glaubten auch, daß in der reichlichen Eiweißzufuhr die Vorbedingung ausgiebiger Muskelarbeit zu sehen sei. Bekannt ist die Forderung Voits, daß ein Erwachsener bei mittelschwerer Arbeit täglich 115 g Eiweiß zu sich nehmen müsse, von dem ein bestimmter Anteil durch tierisches Eiweiß gedeckt sein müsse. Diese Zahl ist in alle Lehr- und Volksbücher übergegangen und so aufgefaßt worden, als wäre sie das Resultat bestimmter exakter Eiweißfütterungsversuche. In Wirklichkeit handelt es sich bei der Zahl um einen Durchschnittswert, der gelegentlich mehrerer Ernährungsenqueten auf Grund statistischer Sammelerhebungen aus verschiedenen Gegenden Deutschlands gewonnen wurde. Schon damals war man der Meinung, daß diese Zahl sicher nicht dem Eiweißminimum entspräche und daß der Mensch auch mit geringeren Eiweißmengen gedeihen könne.

In den letzten Jahren ist von amerikanischen Autoren (Chittenden) und vor allem durch Hindhede praktisch und im vollendeten Stoffwechselversuch gezeigt worden, daß **das Eiweißminimum viel tiefer liege**. Hindhede und seine Versuchspersonen haben durch Monate mit einer durchschnittlichen täglichen Eiweißmenge von 39 g in voller Arbeitskraft und Gesundheit gelebt. Hindhede meint, daß es natürlich nicht nötig sei anzustreben, nur mit der minimalen Eiweißmenge zu leben, es war ihm nur darum zu tun, nachzuweisen, daß die allgemeine Schätzung des Eiweißbedarfes viel zu hoch gegriffen ist, daß man also mit viel weniger auskommt und gesund und arbeitsfähig bleibt.

Pirquet weist auf die Beobachtung bei Tieren hin, daß länger dauernde Unterschreitung des Eiweißminimums dazu führt, daß im Stuhle Kohlehydrat unverdaut abgeht. Dies läßt daran denken, daß die Bedeutung der Eiweißzufuhr nicht nur in der Ersatzmöglichkeit verloren gegangener Gewebe liegt, sondern auch darin, daß **nur unter zureichender Eiweißmenge in der täglichen Nahrung die Verdauung der Nahrungsmittel**, hier also z. B. der Kohlehydrate, gewährleistet ist. **Die Verdauungssekrete sind eiweißhaltige Flüssigkeiten.** Die Menge der täglich benötigten Verdauungssekrete ist eine außerordentlich große. Die Drüsen der Verdauungsorgane müssen zur Herstellung der Sekrete mit entsprechenden Eiweißmengen arbeiten können. Pirquet meint, daß **die mit dem Eiweißminimum zugeführten Eiweißmengen auch dazu verwendet werden, die Lieferung der Verdauungssekrete zu ermöglichen.** Wird das Minimum der Eiweißzufuhr längere Zeit hindurch nicht erreicht, dann drosseln die Verdauungsdrüsen nach einiger Zeit die Erzeugung der Verdauungssekrete. Dies die Ursache für den Abgang unverdauter Kohlehydrate. Für den Menschen ist die analoge Tatsache noch nicht nachgewiesen. Immerhin fällt in den Versuchen Hindhedes auf, daß er nach längerer Ernährung mit eiweißarmer Nahrung trotz kalorisch reichlicher Menge derselben abnahm und auffälliges Hungergefühl hatte.

Pirquet schließt sich den Autoren an, die das Eiweißminimum tiefer einschätzen als bisher. Er weicht von dem allgemeinen Prinzip ab, die Forderung nach einer absoluten Eiweißmenge in der täglichen Nahrung aufzustellen. **Pirquet verlangt relative mit dem Nahrungswerte der zugeführten Speisen ansteigende Eiweißmengen.** Auch hier erweist sich der Gedanke des Vergleiches der Nahrungsmittel mit der Frauenmilch als glücklich, da auch für die Aufstellung des Begriffes „Eiweißminimum" die Frauenmilch als Grundlage gilt. Wenn die Frauenmilch in so glänzender unübertroffener Weise imstande ist, dem menschlichen Säugling in der Zeit des intensivsten Wachstums all das zur Verfügung zu stellen, was derselbe zum Aufbau des Organismus nötig hat, so können wir mit Recht annehmen, daß in der Frauenmilch die Frage des Eiweißbedarfes, soweit das Säuglingsalter in Betracht kommt, beantwortet ist und daß man mit großer Wahrscheinlichkeit annehmen kann, daß der Eiweißgehalt der täglichen Nahrung, wie er in der Frauenmilch vorliegt, auch in der täglichen Nahrung der späteren Lebenstage ausreichend sein dürfte.

Die Standard-Frauenmilch (s. S. 5) besitzt 1,7 Proz. Eiweiß. Der Nemwert von 1 g Eiweiß = 6 Nem. In 100 g Frauenmilch sind 1,7 g Eiweiß enthalten. Nun ist

100 g Frauenmilch = 100 Nem = 1 Hektonem und darin sind
1,7 „ Eiweiß = 10 „ = 1 Dekanem

d. h. mit anderen Worten, in der Frauenmilch sind 10 Proz. des Nemgehaltes durch Eiweiß gedeckt. Pirquet gibt an, daß der Eiweißgehalt der täglichen Nahrung dann sicherlich genügend ist, wenn mindestens 10 Proz. des Nemgehaltes (nicht 10 Proz. des Gewichtes) der täglichen Gesamtnahrung in Form von Eiweiß gedeckt ist. Das eigentliche Eiweißminimum wird noch etwas tiefer liegen (bei Tieren liegt es ungefähr bei 5 Proz. des Nemgehaltes). Man kann daher sicher sein, daß bei Zufuhr einer Eiweißmenge von 10 Proz. des Nemgehaltes keine Gefahr einer Eiweißunterernährung besteht.

Jene Nahrungsmittel, die in 100 Nem ebensoviel Eiweiß enthalten wie die Frauenmilch, haben in der Übersichtstabelle die Ziffer 1 neben dem Namen stehen, diejenigen, die mehr enthalten, die entsprechende höhere Zahl. 2 resp. 3 bedeutet in 100 n = 1 Hn der genannten Nahrungsmittel sind doppelt (20 Nem = 2 Dekanem) resp. dreimal soviel (30 Nem = 3 Dekanem) Eiweiß enthalten. Enthält ein Nahrungsmittel weniger Eiweiß als die Frauenmilch, rund die Hälfte oder gar kein Eiweiß, so ist dies durch die Zahl 0.5 resp. Null gekennzeichnet. Es steht z. B., daß 40 g zubereitetes mageres Fleisch = 100 n = 1 Hn ist. Daneben steht die Ziffer 6. Das bedeutet folgendes: 40 g Fleisch = 100 Nem. Von diesen 100 Nem sind nicht so wie in der Frauenmilch nur 10 Nem durch Eiweiß gedeckt, sondern 6mal so viel, also 60 Nem = 6 Dekanem. Da ich weiß, daß 1 g Eiweiß = 6 Nem ist, so kann ich umgekehrt berechnen, wieviel Gramm Eiweiß in diesen 40 g Fleisch enthalten sind. 60 Nem : 6 = 10 g Eiweiß. In 40 g Fleisch = 1 Hn sind 10 g ausgenütztes Eiweiß enthalten. Wie ersichtlich sind in 40 g Fleisch außer diesen 10 g Eiweiß, die 60 Nem wert sind, noch 40 Nem Nahrungsstoff enthalten. Wir werden nicht fehlgehen in der Annahme, daß diese 40 Nem durch Fett repräsentiert werden und können nach der Formel 1 g Fett = 13,3 Nem berechnen, daß die 40 Nem = 3 g Fett entsprechen. Nach Abzug von 10 g Eiweiß und 3 g Fett, die den gesamten Nährwert der 40 g Fleisch darstellen, bleibt noch ein Gewichtsrest von 40 − 13 = 27 g, der keinen Nemwert (Nährwert) besitzt und zum überwiegenden Teil aus Wasser besteht.

Ich bringe noch 2 kurze Beispiele:

40 g Ei = 100 Nem. Eiweißgehalt 3. Das bedeutet, daß in 100 Nem Ei nicht 10 Nem, sondern 3 mal soviel = 30 Nem durch Eiweiß gedeckt sind. Dies entspricht einer Menge von 5 g ausgenütztem Eiweiß.

80 g Kartoffel = 100 Nem. Eiweißgehalt 0.5. Der Eiweißgehalt der Kartoffel ist schwankend. Zur Sicherheit gibt Pirquet an, daß Kartoffeln den halben Eiweißwert der Frauenmilch haben. Statt 10 Nem sind nur 5 Nem Eiweiß darin enthalten, d. i. kaum 1 g ausgenütztes Eiweiß in 80 g Kartoffel. In der Kartoffel ist fast der gesamte Nährwert durch Stärke gedeckt.

Interessant ist, daß die Nahrungsmittel, deren Eiweißgehalt niedrig ist (z. B. Reis, Mais), vom Volke gern mit Parmesankäse versetzt werden, eine sehr einfache und praktische Methode zur Ergänzung des geringen Eiweißgehaltes. Ob dieser Zusatz von Parmesankäse spontan instinktiv oder auf wissenschaftliche Begründung hin erfolgte, ist mir nicht bekannt.

Die zu reichliche Zufuhr von Eiweiß hat ebenfalls Nachteile. Vor allem wissen wir, daß „Eiweiß" bei Verwendung im Organimus sich anders verhält als im Kalorimeter. Im Kalorimeter verbrennt es mit der Entwicklung vom 5,7 großen Kalorien, während im Organismus die Verbrennung nicht zu Ende geführt wird, indem nur rund 4 Kalorien zur Wirkung gelangen. Ein Teil wird als Harnstoff unverbrannt ausgeschieden und damit vorwiegend die Niere belastet, Kohlehydrate und Fette werden vollkommen zu Kohlensäure und Wasser verbrannt, die Kohlensäure mit der Ausatmungsluft, Wasser durch Niere, Haut und Lunge leicht ausgeschieden.

Solange die zugeführte Eiweißmenge dem Minimum entspricht oder es mäßig überschreitet, müssen wir die Belastung der Niere mit in den Kauf nehmen. Sie hat erfahrungsgemäß keine schädlichen Folgen. Wir wissen aber, daß die zu reichliche Eiweißzufuhr zu Stoffwechselstörungen im Sinne der Gicht führen kann. Die Häufigkeit der Gicht in England und anderen fleischessenden Ländern wird allgemein mit dem Eiweißreichtum der Fleischnahrung in Beziehung gebracht.

Als Maximum der Eiweißzufuhr gibt Pirquet den relativen Wert 20 Proz. des Nemwertes der täglichen Nahrung an. Diese Zahl ist natürlich willkürlich. Der Eiweißgehalt der täglichen Nahrung soll also zwischen 10 und 20 Proz. des Nemgehaltes liegen (nicht wesentlich über 10). Beträgt z. B. der Wert der Tagesnahrung 3500 Nem = 35 Hn, so sollen in dieser mindestens 350 Nem = 35 Dekanem Eiweiß enthalten sein. 35 Hn ist der durchschnittliche Nährwertbedarf des Erwachsenen bei stehender Beschäftigung, also leichter Arbeit, das würde im Gewicht 60 g ausgenütztes Eiweiß pro Tag bedeuten, eine Zahl, die wesentlich tiefer als die Zahl von Voit liegt. Auch bei schwererer Arbeit (Tagesmenge 50 Hn) ist 10 Proz. des Nemgehaltes in

Eiweiß erst etwas über 80 g pro Tag. Ich habe soeben betont, daß die allzureichliche Eiweißzufuhr über das nötige Maß hinaus gesundheitsschädlich ist. Diese übermäßige Eiweißzufuhr ist aber auch ökonomisch schlecht. Die Physiologie lehrt, daß das über den Bedarf überflüssig Zugeführte nicht mehr als Baustoff verwendet wird, sondern als Brennstoff in einer Linie mit Kohlenhydrat und Fett. Als Brennstoff wird aber das Eiweiß, wie schon erwähnt, im Organismus schlecht ausgenutzt, von 5,7 Kalorien werden 1,6 Kalorien gar nicht ausgenutzt, somit nutzlos zugeführt, 1,6 Kalorien gehen als Harnstoff unverbrannt durch die Nieren ab. Wenn Eiweiß als Baustoff verwendet wird, so müssen wir diesen Verlust als unvermeidlich hinnehmen; denn Kohlenhydrat und Fett können keinen Baustoff liefern. Als Brennstoff eine Substanz zu verwenden, die nicht vollständig verbrennt, wäre nur dann berechtigt, wenn wir keine besseren Brennstoffe besitzen würden. Dies ist nicht der Fall. Kohlenhydrate und Fette taugen viel besser zum Verbrennen als das Eiweiß. Würde Eiweiß billiger sein, als Kohlenhydrate und Fette, so würde diese Überlegung vielleicht nicht so in Betracht kommen. Nun gehören aber die besonders eiweißreichen Nahrungsmittel (Fleisch, Ei als tierische Produkte) zu den teuersten Nahrungsmitteln. Das hoch zusammengesetzte Eiweißmolekül bedarf zu seinem Aufbau einer mühsameren Arbeit, das tierische Eiweiß wird gar erst aus dem pflanzlichen Eiweiß, das zuerst zerschlagen wird, wieder aufgebaut, dabei geht, wie erwähnt, Nahrungssubstanz für den eigenen Gebrauch des tierischen Organismus verloren. Dieser komplizierte Umwandlungsprozeß zum tierischen Eiweiß bewirkt den hohen Preis dieses Eiweißes. Wenn ich dann dieses teure Eiweiß überhaupt verwende, dann soll ich es höchstens als Baumaterial verwenden. **Wenn ich, statt mit Kohlenhydraten und Fetten die Verbrennung zu decken, mit so teurem Material wie tierisches Eiweiß einheize, dann treibe ich einen ähnlichen Luxus, als wenn ich einen Ofen statt mit einfachem Knüppelholz mit Bauholz oder gar mit Fensterrahmen, Türen oder mit Klavieren einheizen würde.** Das Klavier soll zum Klavierspielen benutzt werden, dann erfüllt es seinen Zweck. Man kann natürlich auch mit den Holzbestandteilen eines Klavieres einheizen, aber jedermann würde ein solches Vorgehen für Unsinn erklären. Die Überschätzung des Fleisches als kräftige Nahrung hat leider zu der schon gelegentlich der Fettfrage erörterten schädlichen Richtung unserer landwirtschaftlichen Produktion geführt, zum krampfhaften Bemühen recht viel Fleisch- und Fettmast bei Tieren zu treiben, wie erwähnt, auf Kosten der für uns so wichtigen Nahrungsmittel.

Diese ökonomischen Betrachtungen beziehen sich vor allem auf das tierische Eiweiß. Die Zufuhr von pflanzlichem Eiweiß führt selten zu übermäßiger Eiweißzufuhr, weil der Eiweißgehalt dieser Nahrungsmittel mit Ausnahme der Hülsenfrüchte ein geringer ist. **Die Überschreitung des Eiweißmaximums ist vornehmlich bei reichlicher Fleischnahrung zu befürchten, die Unterschreitung des Minimums an Eiweiß ist bei der jetzigen Ernährung nicht zu fürchten.** Gefahr für Unterschreitung des Eiweißminimums besteht dann, wenn ein großer Teil der Nahrung Fett und Zucker enthält, beides Nahrungsmittel, die völlig eiweißfrei sind. Die Kriegsnot hat dazu geführt, daß diese beiden Nahrungsmittel sehr knapp bemessen sind.

Der Wasser- und Salzgehalt der Speisen — ebenfalls als Baustoffe des Organismus wichtig — sind bei unserer Ernährung in der Regel entsprechend. Die Bedeutung der Gemüse, die Art ihrer Zubereitung mit Rücksicht auf ihre Eigenschaft als Salzträger ist heute allgemein im Volke bekannt und bedarf an dieser Stelle keiner eigenen Besprechung. Was den Wassergehalt der Speisen betrifft, so kann man der Einfachheit halber annehmen, daß das gesamte Nahrungsgewicht einschließlich des getrunkenen Wassers als Wasser zu rechnen ist, da nicht nur das Wasser der Speisen in Betracht zu ziehen ist, sondern auch das bei der Verbrennung der Nährstoffe im Organismus entstehende Wasser. Kohlehydrate und Fette, sowie auch das Eiweiß bilden bei der Verbrennung Wasser. Die Nahrung des Erwachsenen und des Kindes jenseits des Säuglingsalters ist in der Regel so bemessen, daß das Nahrungsgewicht ungefähr $^2/_3$ des Nemwertes beträgt. Durch Herabsetzung des Nahrungsgewichtes auf die Hälfte kann man einen intensiven Einfluß auf die Harnsekretion ausüben. Vorübergehend vertragen manche Kinder sogar die Eindickung des Nahrungsgewichtes auf den dritten Teil des Nemwertes. Solche Flüssigkeitseinschänkungen erweisen sich für Bettnässer als wirksam.

Die Berechnung des Alkohols nach Nemwert hat Pirquet unterlassen, ebenso die Einschätzung der organischen Säuren. Letztere, weil sie nur in sehr geringer Menge in Frage kommen und daher vernachlässigt werden können — in größerer Menge regen sie die Peristaltik an und bewirken vermehrte Stuhlentleerungen, so daß daraus sogar Nahrungsverluste resultieren. Die Beurteilung des Alkoholwertes hat Pirquet vermieden, weil die Frage noch strittig ist. Hier sieht man deutlich, wie kalorischer Wert und physiologischer Nutzeffekt doch zwei verschiedene Dinge sein können. Zweifellos repräsentiert der Zuckergehalt gewisser Bier- und Weinsorten einen bestimmten Nährwert. Aber der Alkohol hat schädliche Wirkungen auf die meisten Organe. Die vom Alkohol als solchen frei werdenden Wärmekalorien gehen überdies zum Teil dadurch verloren, daß die Hautgefäße erweitert werden und damit die Wärmeabgabe gesteigert wird. Diese gesteigerte Wärmeabgabe kann bei zu geringer Bedeckung des Körpers mehr ausmachen, als die vom Alkohol gebildete Wärmemenge. Der Alkohol ist als Nahrungsmittel besser abzulehnen.

Ich komme zum zweiten Hauptpunkt des Pirquetschen Ernährungssystems, der Berechnung des täglichen Nahrungsbedarfes aus der Sitzhöhe.

Wenn wir die tägliche Nahrungsmenge eines Menschen oder Tieres berechnen wollen, so müssen wir uns über drei Begriffe im klaren sein. Das sind die Begriffe: Minimum, Maximum und Optimum der Nährwertmenge. Unter Minimum verstehen wir diejenige Nahrungsmenge, die zum Ersatz der für die Leistung der „Innenarbeit" verbrauchten Stoffe nötig ist; diese bezieht sich auf die Leistungen der Organe bei vollkommener Bettruhe. Als wichtigste augenfällige Leistungen haben hier die Muskelarbeit des Herzens, des Atmungsapparates, die Drüsenarbeit zu gelten. Natürlich arbeiten auch alle anderen Organe des Körpers. Dieser Tätigkeit entspricht als Nebenprodukt eine Wärmebildung, die die Festhaltung der Eigentemperatur ermöglicht. Das Körpergewicht bleibt unter Beibehaltung vollkommener Bettruhe bei Verabreichung des Minimums an Nahrung auf gleicher Höhe, da die verbrauchten Substanzen ersetzt werden. Wird dieses Minimum an Nahrung nicht verabreicht, so wird die Innenarbeit trotzdem geleistet, die hierzu nötigen Substanzen aus den Vorräten des Körpers bestritten. Da kein Ersatz durch die Nahrung erfolgt, muß das Körpergewicht abnehmen.

Das Maximum der täglichen Nahrungsmenge ist jene, die der Magendarmkanal eben noch verarbeiten kann ohne zu erkranken, diese Nahrungsmenge erreicht also die Toleranzgrenze des Darmes. Minimum und Maximum sind unter physiologischen Verhältnissen für das Einzelindividuum wenn auch nicht ganz fixe, so doch gut begrenzte Größen. Unter krankhaften Verhältnissen kann das Maximum beträchtlich schwanken und ebenfalls sehr tief sinken. Zwischen Minimum und Maximum liegt die Ernährungsbreite, d. h. innerhalb dieser Werte kann der Mensch ernährt werden. Der Begriff des Optimum ist vollkommen abhängig von der Funktion des betreffenden Organismus. Wir bezeichnen als Optimum jene Nahrungsmenge, bei welcher der Organismus unter gleichzeitiger Leistung der von ihm geforderten Arbeit oder Funktion am besten gedeiht. Beim gesunden Erwachsenen zeigt sich dies im Gleichbleiben des normalen Körpergewichtes bei geleisteter

Arbeit. Der Säugling muß bei Verabreichung der optimalen Nahrungsmenge täglich und recht beträchtlich zunehmen. Wachstum und Körpergewichtszunahme gehören zur normalen Entwicklung des Säuglings. Die Forderung nach täglicher Zunahme besteht in den folgenden Jahren nicht mehr, die Zunahme verlangsamt sich und ist oft erst nach längeren Zwischenräumen mit Sicherheit nachweisbar.

Die bisherige Berechnung des Nahrungsbedarfes geht nach Rubner von der äußeren Oberfläche des Körpers aus. Rubner hat nachgewiesen, daß der Energieverbrauch des hungernden und ruhenden Warmblüters bei ungleicher Körpergröße proportional der Körperoberfläche ist. Die direkte Bestimmung der Körperfläche ist eine sehr mühselige und sie ist nicht exakt. v. Pfaundler*) hat erst jüngst auf diese Schwierigkeit hingewiesen, auch selbst eine Methode zur Bestimmung der Körperfläche angegeben. Die äußere Körperfläche wird deshalb fast ausschließlich auf indirektem Wege aus dem Körpergewicht nach der Vierordt-Meehschen Formel $O = m P^{2/3}$ berechnet, wobei m eine bei gleicher Körperstatur gleichbleibende Zahl ist, z. B. im Säuglingsalter durchschnittlich 11,9 beträgt und im übrigen beträchtliche Schwankungen zwischen 8,83 und 13,91 aufweist. Nach Meeh wird für Kinder jenseits des Säuglingsalters im Mittel 11,97, für Erwachsene 12,31 als Wert für m angenommen. Gegen die Zugrundelegung der äußeren Oberfläche zur Nahrungsbestimmung sind eine Reihe von Einwänden gemacht worden. Es ergeben sich Unstimmigkeiten bei der Relation: Körperoberfläche und Wärmeabgabe bzw. Kalorienbedarf bei einzelnen Teilen — die am meisten besprochene Unstimmigkeit betrifft die Kaninchenohren. Pirquet wendet z. B. ein, daß die Standardzahlen Rubners den Verhältnissen des hungernden ruhenden Tieres entsprechen.

Solche Verhältnisse sind im Leben nur ausnahmsweise vorhanden, z. B. bei bettlägerigen Kranken. Zu normalen Zeiten hungern wir nicht, sondern wir sind gewohnt mehrmals im Tage den Nahrungstrieb zu stillen. Das wachsende lebhafte Kind und der körperlich arbeitende Mann zeigen ganz andere Verbrennungen als das physiologische Experiment Rubners. Der arbeitende Mann — meint Pirquet — arbeitet nicht zu dem Zwecke, um seine Körpertemperatur nicht absinken zu lassen. Im Gegenteil, er muß den Überschuß der gebildeten Wärme durch Schwitzen von sich abwälzen. **Die vom Körper gebildete Wärme ist nicht Hauptzweck des Lebensvorganges, sondern ein Nebenprodukt desselben.**

Ohne auf eine genaue Besprechung des energetischen Oberflächengesetzes hier einzugehen, verweise ich auf die oben erwähnte

---

*) Körpermaßstudien. Verlag Julius Springer, Berlin.

interessante kritische Studie Pfaundlers. Mit Nachdruck weist dieser Autor darauf hin, daß der Ausdruck in der Vierordt-Meehschen Formel m $P^{2/3}$ nichts anderes bedeutet als die arithmetische Reduktion eines kubischen dreidimensionalen Körpermaßes (Volumen) in ein quadratisches zweidimensionales, d. i. ein Flächenmaß. Zu der Größe $P^{2/3}$ haben also prinzipiell die sämtlichen Flächendimensionen des Körpers genau dieselben Beziehungen wie die äußere Körperfläche. Jeder homologe Querschnitt des Gesamtkörpers oder irgendeines Körperteiles, jedes Lumen von Gefäß, Herz, Darmkanal, jede innere Oberfläche, jede Respirations-, Resorptions-, Sekretionsfläche usw., die Oberfläche jeder Darmzotte, jeder Zelle und damit auch alle von Flächengrößen abhängigen Funktionswerte sind ceteris paribus bei ähnlichem Körperbau in gleichem Maße dem Werte $P^{2/3}$ proportional wie die Hautoberfläche. Der Vergleich von Energieumsatz und Körpermaßen führt sonach, meint Pfaundler, vielleicht zum Schlusse, daß der Energieumsatz allgemein eine Flächenfunktion ist. Dies muß nicht gerade die äußere Oberfläche des Körpers sein. Pfaundler zitiert Hößlin, der in geistvoller Weise zeigte, daß die Hautoberfläche selbst gar nicht als Maß des Energieumsatzes in Betracht kommen könne, und der andere Möglichkeiten erwog; so versuchte er nachzuweisen, daß der Sauerstoffverbrauch proportional ist der durch den Körper zirkulierenden Sauerstoffmenge. Diese hat Beziehung zum Lumen der Blutgefäße eines Körperquerschnittes und dieses wieder ist bei homologem Bau des Gefäßbaumes proportional der $^2/_3$-Potenz des Gewichtes. Hößlin meint weiter, daß die Höhe der Nahrungszufuhr der ideellen Darmoberfläche, diese aber wieder dem Körperquerschnitt, also der $^2/_3$-Potenz des Gewichts proportional gehe. Auch aus anderen Sätzen leitet Hößlin ab, daß der Umsatz des ganzen Körpers gleich $\alpha \cdot P^{2/3}$ sein müsse, also proportional der $^2/_3$-Potenz des Gewichtes. Pirquet war vollkommen unabhängig von Hößlin und Pfaundler auf einem ganz anderen Wege durch Studien über die Pulsfrequenz ebenfalls zu ähnlichen Anschauungen bezüglich der $^2/_3$-Potenz des Gewichtes gekommen wie die genannten Autoren. Pirquet faßt die Daten von Voit und Rubner auch nicht vom Gesichtspunkte der Hautoberfläche ($O = m\,P^{2/3}$) im Sinne Rubners auf, sondern ebenfalls in ihrer Beziehung eben zur $^2/_3$-Potenz des Gewichtes. Pirquet sieht in der $^2/_3$-Potenz des Gewichtes eine berechtigte Grundlage für die Nahrungsbestimmung, aber nicht die damit in Beziehung gebrachte Hautoberfläche.

Diese $^2/_3$-Potenz des Gewichtes leidet bei ihrer Umsetzung in den praktischen Gebrauch an einer unüberwindlichen Schwierigkeit.

Für die Berechnung bedeutet die $^2/_3$-Potenz ein Kubikwurzelziehen und das ist eine zu komplizierte Rechenaufgabe. Auch die Kalorienberechnung Rubners wurde in praxi nicht nach dieser Formel vorgenommen, sondern in der Weise abgekürzt, daß man auf Körpergewicht bezogene Durchschnittswerte auf den Tabellen ablas und darnach die Kalorienmenge vorschrieb. Pirquet suchte nach einer quadratischen zweidimensionalen Größe, also einem Flächenmaß, welches in innerer Beziehung zu der $^2/_3$-Potenz des Gewichtes steht, die aber berechnet werden konnte mit Vermeidung des Kubikwurzelziehens durch einfaches Quadrieren eines linearen Maßes. Dieses für das System Pirquet so bedeutungsvolle Maß ist die Sitzhöhe, die Distanz vom Scheitel bis zur Sitzfläche. Pirquet war auf die Wichtigkeit dieses Maßes gelegentlich seiner Studien über die körperliche Entwicklung aufmerksam geworden und konnte feststellen, daß zwischen Sitzhöhe und Körpergewicht ein leicht zu merkendes ungemein einfaches Verhältnis in dem Sinne besteht, daß die Sitzhöhe eines Menschen zur dritten Potenz erhoben mit geringen Abweichungen dem 10fachen Körpergewicht (bei gutem Ernährungszustand) entspricht. Ein lineares Maß zur dritten Potenz erhoben entspricht einem regelmäßigen Würfel mit dem linearen Maß als Seite. Mit anderen Worten, in einem Würfel, dessen Seite der Sitzhöhe eines Menschen entspricht, haben bei Ausnützung jeglichen Platzes zehn Menschen der gleichen Sitzhöhe und des gleichen Ernährungszustandes Platz. Diese Tatsache ist deswegen wichtig, weil es bei der Relation Sitzhöhe^3 = zehnfaches Gewicht, abgekürzt Si^3 = Pe sehr leicht ist, die Kubikwurzel aus dem 10fachen ideellen Gewicht zu bekommen. Die 3. Wurzel entspricht nämlich der Sitzhöhe, einem Längenmaß, das ich einfach mit dem Zentimetermaß bestimme. Die Sitzhöhe eines Menschen kann ich mir auch als Seite eines Würfels vom Volumen des zehnfachen Gewichtes denken, die Sitzhöhe ist mit anderen Worten das lineare Maß für den Würfel des zehnfachen Gewichtes.

Von diesem linearen, leicht zu gewinnenden Maß der Sitzhöhe kann ich einfach zu einer Fläche kommen, wenn ich die Sitzhöhe zum Quadrate erhebe. Diese quadratische Fläche stellt mir eine $^2/_3$-Potenz des 10fachen Gewichtes dar. Hier nochmals die Ableitung:

$$\text{Sitzhöhe} = \text{Si}$$
$$10\,\text{faches Gewicht} = \text{Pe (Pondus decies)}$$
$$\text{Pe} = \text{Si}^3$$
$$\sqrt[3]{\text{Pe}} = \text{Pe}^{\frac{1}{3}} = \text{Si}$$
$$(\sqrt[3]{\text{Pe}})^2 = \text{Pe}^{\frac{2}{3}} = \text{Si}^2$$

Man könnte theoretisch die Nahrungsmenge ohne weiteres auf diese Fläche, die wir als Ernährungsfläche bezeichnen wollen, beziehen. Pirquet untersuchte jedoch, ob für diese durch theoretische Überlegung gefundene Fläche nicht doch eine reelle praktische Grundlage zu finden wäre, und dachte vor allem daran, die Darmoberfläche als Nahrungsfläche in ihrer Beziehung zur Sitzhöhe zu studieren, von der Überlegung ausgehend, daß ja die Nahrung wirklich vom Darmkanal aufgenommen wird, und da ergaben sich leicht zu merkende Zahlen.

Will ich die Größe der resorbierenden Darmfläche berechnen — im Magen wird nichts resorbiert —, so kann ich mir den Darm (Duodenum, Dünn- und Dickdarm) aufgeschnitten denken. Diese Fläche entspricht einem Rechtecke, dessen Flächeninhalt leicht dadurch zu berechnen ist, daß man die Länge desselben mit der Breite multipliziert.

Pirquet fand nun eine interessante Arbeit Hennings aus dem Jahre 1881, in der nachgewiesen wurde, daß die Länge des Darmes bei Kind und Erwachsenen leicht aus der Sitzhöhe zu berechnen ist. **Die Länge des Darmes ist gleich der zehnfachen Sitzhöhe.** Der Neugeborne hat eine Sitzhöhe von ca. 33 cm; sein Darm ist 3,30 m lang. Die Sitzhöhe des erwachsenen Mannes beträgt ca. 87 cm; sein Darm ist 8,70 m lang. $L = 10\,Si$.

Ich benötige nunmehr die Kenntnis der Breite des Darmes. Diese ist natürlich ein willkürliches Maß. Ich kann den Darm mehr oder weniger stark ausdehnen. Würde die durchschnittliche Breite des Darmes bei Kind und Erwachsenen dem Werte von $\frac{Si}{10}$, also dem zehnten Teil der Sitzhöhe entsprechen, so würde die Multiplikation Länge $\times$ Breite $\left(10\,Si \times \frac{Si}{10}\right)$ den Wert Si^2 ergeben, also denjenigen Wert, den Pirquet als leicht zu errechnende $^2/_3$-Potenz des zehnfachen Gewichtes angegeben hat.

Das Studium der in der Literatur vorliegenden Berechnungen des Darmvolumens ergibt, daß die Annahme der durchschnittlichen Darmbreite mit $\frac{Si}{10}$ berechtigt ist, so daß die für die praktische Durchführung des Pirquetschen Systems ungemein einleuchtende plastische Vorstellung erlaubt ist, daß die resorbierende Fläche des Darmes eine Fläche bedeckt, die gleich ist dem Quadrate, das ich über der Sitzhöhe des Menschen errichte. Diese Relation besteht durch das ganze Leben.

Mit der Tatsache, daß die $^2/_3$-Potenz des 10 fachen Normalgewichtes gleich dem Quadrate der Sitzhöhe und dieses gleich der resorbierenden Darmfläche ist, gewinnt die Idee Pirquets, die aufgenommene Nahrung auf das Quadrat der Sitzhöhe zu beziehen, eine für jedermann verständliche rationelle Grundlage. Wenn ich die täglich aufgenommene Nahrungsmenge in Beziehung zur resorbierenden Darmfläche bringe, so ist dies eine Vorstellung, die der Wirklichkeit entspricht. Wir nehmen in unserem Reservoir, dem Magen, die Nahrung auf, bereiten sie hier zur Verwertung im Darm vor und vom Magen aus ergießt sich die Nahrung auf die Darmfläche, um hier nach weiterer Aufschließung aufgesaugt zu werden.

Man kann sich den Darm in einzelne Stücke zerschnitten und in einem quadratischen Rahmen aufgespannt denken, dessen Seitenlänge gleich der Sitzhöhe ist, darüber den mit Nahrung gefüllten Magen, dessen Pylorus von Zeit zu Zeit geöffnet wird, um Speisebrei auf den Darm ausfließen zu lassen.

Dieser Berechnung der Darmoberfläche kann natürlich eine Reihe von Einwendungen gemacht werden.

Der erste Einwand, der gewöhnlich gemacht wird, ist der, daß als resorbierende Oberfläche des Darmes nicht einfach die makroskopisch sichtbare Fläche des Darmes angesehen werden darf. So gehören zum mindesten zur Oberfläche sämtliche Zotten. Dies ergäbe natürlich eine enorme Fläche. Wenn man dann noch überdies die mikroskopische Oberfläche als Grundlage fordern will, so würden die Werte ins Abenteuerliche steigen.

Deswegen sei hier nochmals klar und deutlich hervorgehoben: Die Pirquetsche Ernährungsfläche ist in Wirklichkeit nicht die resorbierende Fläche des Darmes. Das Wesen der Pirquetschen Berechnung liegt in der Beziehung der täglichen Nahrung zur $^2/_3$-Potenz des 10fachen Gewichtes. Hier befindet sich der Schwerpunkt der Auffassung. Die Identifizierung der $^2/_3$-Potenz des 10fachen Gewichtes mit der resorbierenden Darmfläche ist ein erlaubtes plastisches Maß, welches die Popularisierung des Systems erfahrungsgemäß erleichtert. Man kann nicht erwarten, daß bei der geringen Entwicklung des mathematischen Denkens in der Bevölkerung das Arbeiten mit der $^2/_3$-Potenz des 10fachen Gewichtes jemals ausgiebigen Boden finden kann.

Für diejenigen Ärzte, welche für die Beziehung der Hautoberfläche nach Vierordt-Meeh zur Ernährungsfläche (der $^2/_3$-Potenz des 10fachen Gewichtes) Interesse haben, sei folgendes bemerkt.

Hautoberfläche nach Vierordt-Meeh $= 12{,}3 \cdot P^{\frac{2}{3}}$

Ernährungsfläche „ Pirquet . . . . $= (10\,P)^{\frac{2}{3}}$

Hautoberfläche : Ernährungsfl. $= 12{,}3 \cdot P^{\frac{2}{3}} : 10^{\frac{2}{3}} \cdot P^{\frac{2}{3}} = 12{,}3 : 4{,}65 = 1000 : 378 = 265 : 100$, d. h. die Hautoberfläche des Menschen ist ungefähr $2^{1}/_{2}$ mal so groß als die Ernährungsfläche. Aus der Ernährungsfläche läßt sich die Hautoberfläche durch Multiplikation mit 2,65 berechnen.

Auf welche Weise können wir nun den täglichen Nahrungsbedarf eines Menschen in Beziehung zur Ernährungsfläche bringen? Hier ergänzt sich diese Idee Pirquets mit der Berechnung der Nahrungsmittel nach dem Nemsystem in ausgezeichneter Weise.

Um die Grundlagen des Bedarfes unter verschiedenen Verhältnissen kennen zu lernen, hat Pirquet die bisher vorliegenden experimentellen Angaben der Literatur über den Nahrungsbedarf des Menschen an ausgenützten Kalorien in Nemwert umgerechnet, ferner wurde zuerst bei Säuglingen, Kindern verschiedenen Alters und Erwachsenen die spontane Nahrungsaufnahme in Nemwert täglich aufgeschrieben, ein zehntägiger Durchschnitt genommen und diese Nemmenge in Beziehung zum Sitzhöhequadrat = abgekürzt Siqua der supponierten Darmfläche gebracht. Die Aufschreibung der Nahrung durch das Pflegepersonal wurde dadurch erleichtert, daß die einzelnen Speisen entweder den Nemwert von 1 Hn (Hektonem) oder mehreren ganzen Hn betrugen. Das Frühstück eines Kindes bestand z. B. aus 100 g Milch (= 1 Hn), 17 g Zucker in 100 Wasser (= 1 Hn), 60 g Brot (= 2 Hn) und 20 g Käse oder 30 g Marmelade (je 1 Hn). Dann mußte die Schwester bei der in der Tabelle vorgeschriebenen Speiserubrik den Hektonemwert (nicht das Gewicht der Speise) aufschreiben. Analog erfolgte die Aufschreibung der übrigen Speisen; Suppen und Gemüse wurden meist als Gleichnahrung gekocht, so daß das Gewicht der Speise 200 oder 300 g derselben Anzahl von Nem, also 2 oder 3 Hn entsprach. Diese Speisen wurden mit graduierten Schöpfern ausgeteilt. Abends konnte sehr leicht die Endsumme der am Tage verzehrten Hektonemzahl durch Addition gewonnen werden. Gleichzeitig wurde kontrolliert, ob der Eiweißgehalt der Nahrung mindestens 10 Proz. des Nemgehaltes erreichte.

Pirquet gewann auf diese Weise eine große Zahl von Einzeldaten über die spontan aufgenommene Nahrung in Nemwert und berechnete ihr Verhältnis zum Quadrate der Sitzhöhe (Siqua). Zu- und Abnahmen wurden entsprechend berücksichtigt, durch graphische Verwertung wurden Durchschnittswerte gesucht, die zur Grundlage der quantitativen Berechnung des Nahrungsbedarfes werden sollten. Nach genügendem Einblick in die Verhältnisse der spontanen Nahrungsaufnahme — wir verfügten über ca. 30000 Versuchstage — wurde auf Grund der gewonnenen Zahlen die Nahrungsaufnahme nicht mehr dem freien Willen überlassen, sondern bewußt vorgeschrieben und so neuerlich auf umgekehrtem Wege die Richtigkeit der errechneten Bedarfszahlen erhärtet. Erst nachdem auch darüber durch ebenso viele Zahlen Klarheit geschaffen war, ist Pirquet mit seinem System in die Öffentlichkeit getreten.

Gehen wir nun zur Berechnung des Tagesbedarfes über. Ich erinnere daran, daß für die tägliche Nahrungsmenge aller Menschen zwei relativ fixe Werte bestehen, das Maximum und das Minimum. Das Maximum, diejenige Nahrungsmenge, die der Darmkanal eben noch verträgt ohne Schaden zu leiden, beträgt in Nemwert ausgedrückt 1 Nem pro cm² Ernährungsfläche. Die Menge dieser Nahrung in Nemwert beträgt daher soviel Nem als die Ernährungsfläche cm² besitzt. Da die Ernährungsfläche = Si² cm², so ist das Maximum = Si² Nem. Das Maximum der täglichen Nahrungsmenge bei einem Säugling von 40 cm Sitzhöhe beträgt 40² = 1600 Nem; da dieser Säugling noch allenfalls Frauenmilch allein trinkt, 1600 g Frauenmilch. Beim erwachsenen Mann z. B. mit 90 cm Sitzhöhe beträgt das Maximum an täglicher Nahrung in Nemwert 90² = 8100 Nem, d. i. der Wert von 8,1 Liter Milch. Diese Nahrung würde natürlich nicht in Form von Milch aufgenommen werden, sondern in Form gemischter Kost, die in Nemwert berechnet wird.

Sitzhöhe zum Quadrat (abgekürzt Siqua) ergibt also das Maximum der täglich zuführbaren Nahrung in Nemwert, wir können mit anderen Worten auch sagen: Statt 1 Nem pro cm² Siqua setzen wir $^{10}/_{10}$ Nem Siqua oder 10 Dezinem Siqua. Das Maximum = 10 Dezinem Siqua.

Das Minimum an täglicher Nahrungsmenge, das wie erwähnt zur Deckung des Bedarfes für „Innenarbeit" nötig ist, beträgt $^3/_{10}$ des Maximums, d. i. $^3/_{10}$ Nem pro cm² Siqua oder 3 Dezinem Siqua. Der oben erwähnte Säugling von 40 cm Sitzhöhe könnte mit 1600 Nem $\times$ $^3/_{10}$ = 480 Nem oder Gramm Frauenmilch, der Erwachsene mit 90 cm Sitzhöhe mit 8100 Nem $\times$ $^3/_{10}$ = 2430 Nem seine Innenarbeit decken. Der junge Säugling würde bei dieser Nahrungsmenge und normalem Verhalten Körpergewichtsstillstand aufweisen, der Erwachsene nur bei vollkommener Bettruhe. Bei schweren fieberhaften Erkrankungen kann auch beim Erwachsenen gelegentlich Kuhmilch wirklich die einzige Nahrung sein. Da für den praktischen Gebrauch Kuhmilch und Frauenmilch im Nemwert gleich sind, lernen wir aus der eben durchgeführten Berechnung, daß zur Deckung des Minimums beim Erwachsenen mit einer Sitzhöhe von 90 cm 2,43 l Milch nötig sind.

Das Optimum der täglichen Nahrungsmenge ist in verschiedenen Lebensaltern und bei verschiedener Beschäftigung sehr wechselnd. Die Berechnung des täglichen Nahrungsbedarfes erfolgt daher immer in der Weise, daß vor allem das Minimum gedeckt werden muß. Für alle Funktionen des Organismus muß erst Nahrung zum Minimum dazugeschlagen werden. In krankhaften Zuständen kann das Optimum gleich dem Minimum sein oder vorübergehend unter das Minimum sinken (Fasten bei Magendarmstörungen). Andererseits kann bei schwerster Arbeit (Schwerschmiede, Holzhauer) oder bei Ammen, die neben ihrem eigenen Kinde andere zu stillen haben, die optimale Nahrung gleich dem Maximum sein. Bei den Arbeitstieren erweist sich die maximale Ernährung bei maximaler Beanspruchung der Leistungsfähigkeit als das ökonomisch Optimale. In der Regel steht das Optimum zwischen Minimum und Maximum.

Die zum Minimum von 3 Dezinem Siqua hinzukommenden Zuschläge sind leicht nach folgender Übersicht zu berechnen:

für Wachstum . . . . 1 Dezinem
„ Fettansatz . . . . 1—2 Dezinem
„ sitzende leichte Beschäftigung 1 Dezinem
„ stehende Beschäftigung . . . 1 weiteres Dezinem
(leichte körperliche Arbeit oder mäßig lebhafte Bewegung, Spielen der Kinder).

Für schwere körperliche Arbeit müssen entsprechend größere Zuschläge gegeben werden.

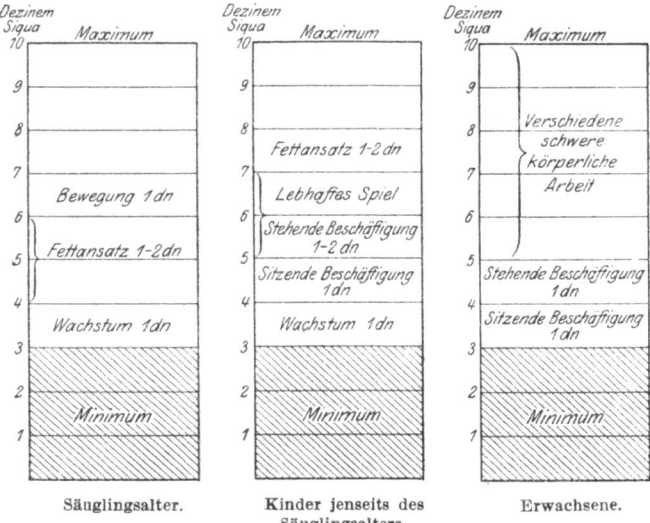

Abb. 2.

Nehmen wir praktische Beispiele.

Erstes Lebenshalbjahr: Minimum 3 Dezinem Siqua
 Zuschläge für Wachstum 1 „ „
 „ „ Fettansatz 1—2 „ „
 Summe 5—6 Dezinem Siqua.

Zweites Lebenshalbjahr: Minimum 3 Dezinem
  Zuschläge für Wachstum 1 „
  „ „ Fettansatz 1 „
  „ „ Sitzen und
 andere Muskelbewegungen 1—2 „ je nach der Lebhaftigkeit
     Summe 6—7 Dezinem Siqua.

Zweites Lebensjahr
 Ende des Kindesalters: Minimum . . . 3   Dezinem
  Zuschläge für Wachstum 1   „
  „ „ stehende Beschäftigung
  „ „ Bewegung, Herumlaufen
  beim Spiel je nach Lebhaftigkeit 2—4   „
     Summe 6—8 Dezinem Siqua.

Im Pubertätsalter wird ebenfalls 7—8 dn Siqua benötigt.

Wenn man Fettansatz erzielen will wie bei unterernährten Individuen oder bei Rekonvaleszenz nach Erkrankungen, wird man die Bewegung einschränken bzw. durch Bettruhe ausschalten und soviel Nahrung geben wie bei reichlicher Bewegung; dann wird der Nahrungsüberschuß, der sonst für Bewegung verwendet wurde, für Anlegung von Fett ausgenutzt. Das ist ja der Sinn der Liegekur zu Mastzwecken.

Beim Erwachsenen fällt der Zuschlag für Wachstum weg, ebenso Zuschläge für Fettansatz außer bei unterernährten Individuen und Rekonvaleszenten, daher läßt sich die Nahrungsmenge wie folgt berechnen:

Minimum . . . . 3 Dezinem Siqua
Zuschlag für vorwiegend sitzende Beschäftigung 1   „
    Summe 4 Dezinem Siqua.

Z. B. Beamter (Bureauarbeiter, Hausfrau im kleinen Haushalt).

Stehende Beschäftigung   Mehrzahl der Erwachsenen
 bei mittlerer Arbeit $+1$ dn Siqua   in Intelligenzberufen
  Summe 5 dn Siqua

Schwere körperl. Arbeit
 je nach Intensität $+1-5$ dn Siqua
  Summe 6—10 dn Siqua.

Ich habe erwähnt, daß beim Erwachsenen die Kontrolle der richtigen (optimalen) Nahrungsmenge darin besteht, daß derselbe bei geleisteter Arbeit sich im gleichen Körpergewichte (dieses als normal vorausgesetzt) erhält.

Es kann nach dem Gesagten niemandem Schwierigkeiten machen, die für 24 h nötige Nahrungsmenge für sich oder andere Menschen in Hektonem auszurechnen. Nehmen wir als Beispiel den Erwachsenen (Mann) mit 90 cm Sitzhöhe, so ergibt sich für stehende Beschäftigung bei mittlerer Arbeit = 5 dn Siqua

$$\text{Si} = 90 \text{ cm}$$
$$\text{Siqua} = 8100 \text{ Nem}$$
$$\text{Optimum} = 5 \text{ dn Siqua} = 8100 \times \frac{5}{10} = 8100 : 2 = 4050 \text{ Nem} = 40{,}5 \text{ Hn}$$

oder rund 40 Hn (der Nemwert von 4 Liter Milch); bei sitzender Beschäftigung ohne körperliche Arbeit beträgt das Optimum = 4 dn Siqua.

$$\text{d. i. } 8100 \times \frac{4}{10} = 3240 \text{ Nem} = \text{rund } 32 \text{ Hn};$$

oder 10 Jahre alter Knabe, mäßig lebhaft; Sitzhöhe = 70 cm
optimaler Nahrungsbedarf 7 dn Siqua

$$\text{Si} = 70 \text{ cm}$$
$$\text{Siqua} = 4900 \text{ Nem}$$
$$\text{Optimum} = 7 \text{ dn Siqua} = 4900 \times {}^7/_{10} = 3430 \text{ Nem} = \text{rund } 35 \text{ Hn}.$$

Man darf sich nicht wundern, wenn ein Knabe von 10 Jahren so viel oder mehr ißt wie ein Erwachsener bei sitzender Beschäftigung

Die bei den verschiedenen Rechnungen resultierenden Hektonemzahlen werden bei Zahlen von 20 Hektonem aufwärts immer nach unten oder oben auf 5 ganze Hn abgerundet, um die Nahrungsverteilung zu vereinfachen. Erhält man z. B. bei einer Berechnung 28,2 Hektonem als Ergebnis, so rundet man diese Zahl auf 30 Hn, beim Ergebnis 23 Hn auf 25 Hn ab usw. Pirquet hat zur leichteren Übersicht die Hektonemzahlen 10, 20, 30, 40, 50, 60, 70 als I., II., III., IV., V., VI., VII. Nahrungsklasse bezeichnet, die dazwischen liegenden Hektonemzahlen 15, 25, 35, 45, 55, 65 als Ia., IIa., IIIa., IVa., Va., VIa. Nahrungsklasse.

Für die verschiedenen Lebensalter und Berufe resultieren durchschnittlich folgende Hektonemwerte (Nahrungsklassen):

Säuglinge anfangs ansteigend bis 10 Hn (I. Kl.)	Säuglinge vom 8. Mte. bis Mitte des 2. Lebensj. 10—15 Hn		2—3 Jahre 20 Hn (II. Kl.)
4—7 Jahre 25 Hn (IIa)	8—11 Jahre 30 Hn (III)	Mädchen vom 12. Jahr b. z. Abschl. d. Pubertät u. Knaben 12—14 Jahr 35 Hn (IIIa)	Knaben v. 15 Jahren b. z. Abschl. d. Pubertät 40 Hn (IV. Kl.) bis 45 „ (IVa. Kl.);

für Erwachsene ungefähr folgende Zahlen:

II a (25 Hn), Frau mit sitzender Lebensweise ohne Arbeit, ohne Spazierengehen;

III = 30 Hn, Frau mit sitzender Lebensweise und leichter häuslicher Arbeit oder Einkaufen;

III a = 35 Hn, Frau mit stehender leichter Beschäftigung oder sitzende mit körperlicher Arbeit; Mann in sitzender Beschäftigung, ohne körperliche Arbeit;

IV = 40 Hn, Frau mit stehender Beschäftigung und körperlicher Arbeit;

Mann mit stehender Beschäftigung ohne körperliche Arbeit oder sitzender Beschäftigung mit körperlicher Arbeit;

IV a = 45 Hn, Mann mit stehender Beschäftigung und körperlicher Arbeit;

V = 50 Hn, Mann mit schwerer Arbeit; marschierender Soldat im Felde.

Bei Erwachsenen und größeren Kindern in Rekonvaleszenz erfolgt die Versetzung in die nächst höhere Nahrungsklasse, ebenso können bei schwerer Arbeit noch weitere Zuschläge gegeben werden.

Stillende Fauen müssen zu ihrem Grundbedarf (30 Hn bei leichter häuslicher Arbeit) noch einen Zuschlag von 15 Hn bekommen, um aus diesem Zuschlag unter Verlust von rund $1/3$ des Nährwertes 10 Hn (= 1 Liter) Frauenmilch erzeugen zu können. Da dieser Zuschlag gerade die Hälfte des Grundbedarfes (ohne Stillen) ausmacht, kann man der Mutter als leicht verständliche Anordnung sagen, sie möge von jeder Speise zuerst so viel auf den Teller nehmen, als sie sonst gewöhnt war zu essen, das ist die Nahrung für die Mutter, und jetzt noch die Hälfte dieser Speisemenge dazu; diesen Teil muß die Mutter für das Kind verzehren.

Wichtig ist für die Bestimmung der Hektonemzahlen pro Tag die richtige Messung der Sitzhöhe. Bei Säuglingen gelingt dies am leichtesten bei Rückenlage des Kindes am besten im Epsteinschen Maßtisch, in Ermangelung desselben kann man sich den Abschluß der Kopfebene und Gesäßebene durch ein Brett oder Buch improvisieren. Bei größeren Kindern erfolgt die Messung am leichtesten im Sitzen auf einer ebenen Tischfläche, wobei auf gerades Sitzen gesehen werden muß. In Scheitelhöhe wird zu dem senkrecht gehaltenen Maßband ein Brett oder Buch quer gehalten, um das Ablesen zu erleichtern. Pirquet hat einen einfachen vierkantigen Maßstab herstellen lassen, auf dem neben der Zentimeterlänge (zum Ablesen der Sitzhöhe) direkt die ausgerechneten abgerundeten Hektonemzahlen (= Nahrungsklassen) bei Annahme eines Bedarfes zwischen 3 und 8 Dezinem Siqua abgelesen werden können. Man kann sich den Wert 7 Dezinem Siqua, der für reichliche Ernährung im mittleren Kindesalter genügt, auch auf einem einfachen flachen Lineal von 100 cm Länge folgendermaßen selbst einzeichnen:

Sitzhöhe in cm	Tagesmenge Hektonem	
42,0—50,0	15	I a
50.0—56,6	20	II
56,6—62,6	25	II a
62,6—68,2	30	III
68,2—73,2	35	III a
73,2—78,0	40	IV
78,0—82,4	45	IV a

Maßstab und Nahrungsmitteleinteilung haben sich namentlich bei Massenernährung von Kindern verschiedener Altersstufen sehr bewährt, da man auf diese Weise eine rasche Übersicht über den täglichen Nahrungsmittelbedarf bekommt und überdies die Kinder gelegentlich der Ausspeisung nicht nach dem Alter, sondern nach Nahrungsklassen geordnet setzt, so daß die Nahrungsverteilung für jede Nahrungsklasse außerordentlich leicht zu kontrollieren ist. Die Nahrungsmenge, die jedes Kind vorgesetzt bekommt, ist der Verdauungskraft und Größe des Darmkanales angepaßt, es fällt die Gefahr der Gefühlsdosierung fort.

Wie soll man nun die nach der Sitzhöhe berechnete Hektonemzahl dem Kinde oder Erwachsenen im Laufe des Tages verteilen? Auch dafür gibt Pirquet einfache Regeln.

Der Neugeborene, der bis zum Moment der Geburt kontinuierlich ernährt war, muß an diskontinuierliche Ernährung gewöhnt werden. Pirquet hält für die ersten Tage dreistündige Pausen bei acht Mahlzeiten für das Rationelle. Solange das Kind Brustmilch oder Kuhmilch bekommt, können die einzelnen Mahlzeiten an Größe gleich sein. Bei Ernährung an der Brust schwankt in der Regel die Größe der einzelnen Mahlzeiten. Pirquet gibt eine Kompaßuhr an (12^h Mitternacht im Norden, 12^h mittags im Süden), nach der die Mahlzeiten angeordnet werden sollen. Die einzelnen Mahlzeiten werden im Beginn um 3^h früh, 6^h, 9^h, 12^h mittags, 3^h, 6^h nachmittags, 9^h abends und 12^h mitternachts verabreicht. Zuerst wird

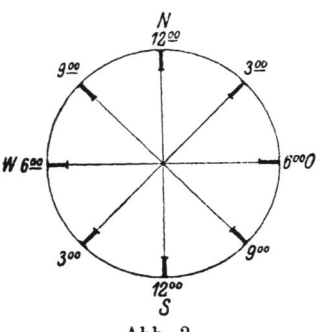

Abb. 3.

dann die Mitternachtsmahlzeit weggelassen, so daß 7 Mahlzeiten erübrigen, nach 2 Wochen wird auch die Mahlzeit um 3^h morgens weggelassen, so daß der Säugling 6 Mahlzeiten erhält, die erste um 6^h morgens, die letzte um 9^h abends. Dadurch soll das Kind an das Durchschlafen gewöhnt werden.

Es würde sich z. B. schematisch die Ernährung eines ca. 4 bis 5 Monate alten Kindes mit 38 cm Sitzhöhe folgendermaßen gestalten. Der Nahrungsbedarf beträgt Minimum = 3 Dezinem Siqua. Zuschläge für Wachstum und Fettansatz je 1 Dezinem, zusammen 5 Dezinem Siqua; Siqua = 38^2 = 1444; 5 Dezinem Siqua ist die Hälfte rund 720 Nem; das Kind soll also diese Menge auf 6 Mahlzeiten verteilt in 24^h an der Brust trinken. Bin ich zu künstlicher Ernährung gezwungen, so kann ich Halbmilch geben. Als Verdünnungsflüssigkeit nehme ich 17 proz. Rübenzuckerlösung. Ich benötige 360 cm^3 Kuhmilch und 360 cm^3 17 proz. Zuckerlösung (= 61 g Zucker = 12 Würfel). Ist nicht soviel Zucker vorhanden, so müßte ich 2 Teile Kuhmilch und 1 Teil 17 proz. Zuckerlösung geben, d. i. 540 g Kuhmilch + 180 g 17 proz. Zuckerlösung (= 30 g Zucker = 6 Würfel). Beide Mischungen werden in 6 Fläschchen à 120 g verfüllt.

Im 2. Lebenshalbjahr geben wir vom 6. Monate an Grießbrei, im 7. oder 8. Monate auch Suppe und Gemüse und etwas Brot. Dann gehen wir unter Weglassen der 9^h-Abendmahlzeit auf 5 Mahlzeiten zurück. wobei schon Mittag- und Abendmahlzeit, sowie allenfalls die Morgenmahlzeit stärker ausfallen, als die dazwischen liegenden Mahlzeiten. Der anfangs mittags verabreichte Grießbrei wird bei Zuführung von Suppe und Gemüse auf abends verschoben, Suppe und Gemüse wird mittags gegeben.

Beispiel der Ernährung eines Säuglings im 7. Monate, der schon eine Mahlzeit Grießbrei (Doppelnahrung) bekommt: Sitzhöhe 40; Siqua = 1600 Das Kind sitzt schon und ist lebhaft und erhielt dafür noch 2 Dezinem Zuschlag zu den beim jungen Säugling beanspruchten 5 Dezinem. Das macht zusammen 7 Dezinem. Der Nahrungsbedarf ist daher 1600 $\times$ $^7/_{10}$ = 1120 Nem. Wenn wir 5 Milchmahlzeiten und eine Breimahlzeit (mittags) geben wollen, haben wir folgende Verschreibung zu machen. $5 \times 160 = 800$ n in Form von halb Milch, halb 17 proz. Rohrzuckerlösung (Kuhmilch 400 cm^3, Wasser 400 cm^3, Zucker $4 \times 17 = 68$ g). Die Breimahlzeit nach Vorschrift S. 8 1×160 g Grießbrei = 320 Nem. Die Tagessumme ergibt 1120 Nem.

Säugling im 12. Monat. Erhält 5 Mahlzeiten, darunter neben Milch Milchbrei, Gemüse, Suppe und Weißbrot. Sitzhöhe = 45 cm.

Siqua = 45^2 = 2025.

Nahrungsbedarf: Minimum . . . . . 3 Dezinem
Zuschläge: Wachstum . . . . . 1 „
Fettansatz . . . . . 1 „
Sitzende Beschäftigung 1 „
Lebhafte Bewegung 1 „

Summe 7 Dezinem Siqua
= 2025 $\times$ $^7/_{10}$ = rund 1400 n = 14 Hn.

Für 3 Milchmahlzeiten benötige ich 3 × 200 g Milch = 600 n = 6 Hn
dazu 3 × 17 g = 51 g Zucker . . . . . . = 300 „ = 3 „
dann mittags 100 g Suppe . . . . = 10 „ ⎫
mit 8 g Grieß eingekocht . . . . = 40 „ ⎭ 0,5 „
100 g Gemüse als Gleichnahrung (s. S. 9) . = 100 „ = 1 „
15 g Brot . . . . = 50 „ = 0,5 „
150 g Grießbreidoppelnahrung (s. S. 8) . . = 300 „ = 3 „
  Summe 1400 n = 14 Hn

Man verteilt diese Mahlzeiten in folgender Anordnung:

6ʰ früh   200 g Milch + 17 g Zucker = 3 Hn
9ʰ „   200 g   „   + 17 g   „   = 3 „
12ʰ mittags 100 g Suppe . . . . . . = 0,5 „
           100 g Gemüse . . . . . = 1 „
           15 g Weißbrot . . . . . = 0,5 „
3ʰ nachm. 200 g Milch + 17 g Zucker = 3 „
6ʰ abends 150 g Grießbrei . . . . . = 3 „
  Summe 14 Hn

Man kann auch früh 50 g Milch (= 50 n) weniger geben und dafür 15 g Weißbrot (= 50 n).

Von 20 Hn (II. Nahrungsklasse) Tagesbedarf ab also bei Kindern jenseits des 2. Lebensjahres kann man zur Vereinfachung das Prinzip durchführen, daß man bei allen Nahrungsklassen vormittags immer 3 Hn und nachmittags immer 2 Hn gibt, während man den Rest möglichst gleichmäßig auf Morgen-, Mittag- und Abendmahlzeit verteilt. Dadurch ergibt sich ein Frühstück, das reichlicher ist, als das jetzt gewöhnlich verzehrte. Wir halten aber das starke Frühstück für zweckmäßig, weil sonst die Nahrungspause zwischen der letzten größeren Mahlzeit abends 7 oder 8ʰ und der Mittagsmahlzeit zu lang wird (14—16 Stunden). Die Folge dieser jetzt üblichen unrichtigen Einteilung ist, daß sich große Nahrungsmengen auf nur 2 Mahlzeiten mittags und abends zusammendrängen. In manchen Ländern ist das starke Frühstück schon längst Sitte.

Es steht nichts im Wege, daß man an dem Prinzip der Kompaßuhr festhaltend sämtliche Mahlzeiten um 1 oder 1¹/₂ Stunden nach vorne verschiebt. Das erste Frühstück kommt dann auf 7ʰ oder ¹/₂8ʰ morgens.

Nimmt man den oben genannten Vorschlag der für alle Nahrungsklassen identischen vor- und nachmittägigen Nennmenge an, dann ergibt sich folgende einfache Verteilung der Hektonem auf die einzelnen Mahlzeiten:

Man muß von der Hektonemzahl des Tages stets für Vormittag und Nachmittag zusammen 5 Hn abziehen. Der Rest wird auf die 3 Hauptmahlzeiten verteilt:

Anzahl der Hn	Klasse	Verteilung der Hektonem auf				
		1. Frühst.	2. Frühst.	Mittagess.	Nachm.	Abendess.
20	II	5 Hn	3 Hn	5 Hn	2 Hn	5 Hn
25	IIa	7 „	3 „	7 „	2 „	6 „
30	III	8 „	3 „	9 „	2 „	8 „
35	IIIa	10 „	3 „	10 „	2 „	10 „
40	IV	12 „	3 „	12 „	2 „	11 „
45	IVa	13 „	3 „	14 „	2 „	13 „
50	V	15 „	3 „	15 „	2 „	15 „
55	Va	17 „	3 „	17 „	2 „	16 „
60	VI	18 „	3 „	19 „	2 „	18 „

Bei durch 3 nicht teilbarem Hektonemrest wird zuerst die Mittagsmahlzeit und dann die Morgenmahlzeit verstärkt. Mit diesem Vorschlag soll kein Zwang ausgeübt werden. Die Verteilung kann sinngemäß jederzeit modifiziert werden.

Es erweist sich als zweckmäßig bei Aufstellung von Ernährungsvorschriften einzelner Individuen im Rahmen der eben genannten Tagesverteilung folgendermaßen vorzugehen:

Nehmen wir als Schulbeispiel einen 10 Jahre alten Knaben mit 70 cm Sitzhöhe, der im Sinne der früheren Ausführungen 7 dnsq pro Tag erhalten sollte. $70^2 = 4900$.

Der Tagesbedarf beträgt $4900 \times {}^7/_{10} = 3430$ n, also rund 35 Hn (= IIIa Klasse).

Nach obiger Tafel soll das Kind diese Nährwertmenge

Früh	V.	Mi.	Na.	Abend
10	3	10	2	10

in 5 Mahlzeiten so verteilt erhalten, daß auf vormittags 9^h oder 10^h 3 Hn, auf nachmittags 3^h oder 4^h 2 Hn Nahrung entfallen. Der Rest von 30 Hn wird zu je 10 Hn auf morgen 6^h (7^h), mittags 12^h (1^h) und abends 6^h (7^h) verteilt.

Dazu zeichnet man Kästchen für 5 Mahlzeiten in horizontaler Richtung, und zwar für jede Mahlzeit so viel Kästchen nebeneinander, als Hektonem zu verabreichen sind. Für obigen Fall würde folgende Kästchenanordnung entsprechen. Am Anfangs- und Endteil des Feldes wird je eine Kästchenreihe angeschlossen, die die Hektonemzahl (Anfangsteil) und die Pluszahl und Minuszahl der Eiweißberechnung enthalten soll.

38   B. Schick:

Die Kästchenzeichnung sieht leer folgendermaßen aus:

	Hn											Eiweiß Dn +−
6ʰ												
9ʰ												
12ʰ												
3ʰ												
6ʰ												

Abb. 4. Schema für Eintragung der Nahrung von Einzelpersonen.

Summe der Hn.   Algebraische Summe der Plus- und Minuszahl Eiweißberechnung

Nun werden die Kästchen ausgefüllt, zuerst in der ersten Reihe in senkrechter Reihenfolge die Hektonemzahlen der einzelnen Mahlzeiten eingeschrieben, dann in jedes Kästchen 1 Hektonem einer Speise eingetragen. Ich trage in die erste Reihe folgende Nahrungsmittel ein:

```
2 ×  100 g  Milch  . . . . . . . . .   2 Hn
1 ×   17 g  Zucker . . . . . . . .    1 „
3 ×   30 g  Brot   . . . . . . . . .   3 „
2 ×  8,5 g  Butter . . . . . . . .    2 „
2 ×   30 g  Marmelade . . . . . .    2 „
                        Summa   10 Hn.
```

	Hn											Eiweiß Dn
6ʰ	10	+1 Milch 100 g	+1 100 g	−1 Zucker 17 g	− 30 g	Brot 30 g	− 30 g	−1 Butter 8·5	−1 8·5	−1 Marmelade 30 g	−1 30 g	−3
9ʰ	3	+2 1 Ei	− Brot 30 g	30 g								+2
12ʰ	10	− Suppe 100 g	− 100 g	+5 Fleisch 40 g	− 50 g	Gemüse 50 g	− 50 g	− Mehlspeise 30 g	− 30 g	− 30 g	−½ Äpfel 150 g	+4½
3ʰ	2	+1 Milch 100 g	− Brot 30 g									+1
6ʰ	10	− Suppe 100 g	− 100 g	− 50 g	Gemüse 50 g	− 50 g	− Wurst 15 g	− 15 g	− Brot 30 g	− 30 g	+3 Käse 20 g	+3
	35											+7½ Dn

Abb. 5. Schema für ein Kind 10 Jahre alt
Si = 70 cm. Nährwertbedarf = 7 dnsq = 35 Hn.

Damit ist die Forderung für das Frühstück erfüllt. Fehlt eines der genannten Nahrungsmittel, so muß es in anderer Form, aber in gleichem Nährwert ersetzt werden. Statt $2 \times 8,5$ g Butter könnte 2×20 g Käse gegeben werden. Ich habe absichtlich ein Muster mit üppiger Nahrung gewählt, um mehr Nahrungsmittel als Beispiele anführen zu können. Ähnlich verfahren wir bei den anderen Mahlzeiten. Die Suppe mittags ist als dicke Suppe gedacht, d. i. als Gleichnahrung, das Gemüse als Doppelnahrung (z. B. Seite 9). Die übrigen Nahrungsmittel bedürfen keiner eigenen Besprechung.

Ich bin auch in der Lage, mich auf einfache Weise zu überzeugen, ob der Eiweißgehalt der Nahrung ein entsprechender ist. Nach der Forderung Pirquets sollte gleich der Frauenmilch mindestens 10% des Nemgehaltes durch Eiweiß gedeckt sein. Hätte jede Speise, die ich in den Kästchen verzeichnet habe, in einem Hektonem ebensoviel Eiweiß wie die Frauenmilch, so wäre von vornherein die Frage des Eiweißbedarfes erledigt. Nun haben wir aber einerseits Speisen, die gar kein Eiweiß (Fett, Butter, Zucker) oder weniger Eiweiß (Obst) haben als die Frauenmilch, andererseits Speisen, die mehr Eiweiß enthalten (Käse, Fleisch, Ei, Kuhmilch). Die Eiweißrechnung wird nun in folgender Weise vorgenommen. Diejenigen Nahrungsmittel, die in bezug auf den Eiweißgehalt der Frauenmilch in Hektonem gleich sind, werden überhaupt nicht gezählt, sondern nur diejenigen, die mehr oder weniger oder gar kein Eiweiß besitzen. Dabei wird aber nur die Plus- und Minusdifferenz zum Frauenmilchwert berechnet und in die Kästchen eingetragen. Besitzt das Nahrungsmittel wie Fett, Butter, Zucker, Marmelade kein Eiweiß, so wird im entsprechenden Kästchen — 1 geschrieben, d. h. es fehlt in diesem Hektonemkästchen 1 Dekanem Eiweiß. Ist das Nahrungsmittel in bezug auf den Eiweißgehalt nur halbwertig (Obst, Kartoffel), d. h. enthält es in einem Hektonem nur $^1/_2$ Dekanem Eiweiß, dann fehlt in dem Hektonemkästchen gegenüber einem Hektonemkästchen mit Frauenmilch $^1/_2$ Dekanem Eiweiß. Ich verzeichne im Kästchen ein Manko von $^1/_2$ ($-^1/_2$).

Enthält das Nahrungsmittel in einem Hektonem mehr Eiweiß als ein Hektonem Frauenmilch (Kuhmilch 2, Ei 3, Käse 3, zubereitetes Fleisch 6 Dekanem), so wird das Plus über dem Eiweißwert der Frauenmilch aufgeschrieben.

Hektonem-Kästchen mit:

100 g Kuhmilch: Eiweißwert 2 Dn, daher einzutragen $+1$
  1 Ei: „   3 „   „   „ $+2$
20 g Käse: „   3 „   „   „ $+2$
40 g Fleisch: „   6 „   „   „ $+5$

Dadurch, daß ich das Aufschreiben der Eiweißzahlen in allen den Hektonemkästchen unterlasse, deren Nahrungsinhalt gleichen Eiweißgehalt wie ein Hektonem Frauenmilch besitzt, und in den übrigen Kästchen nur das Plus und Minus verzeichne, bekomme ich als algebraische Summe des Eiweißgehaltes sofort das Plus oder Minus gegenüber dem verlangten Eiweißminimum (= 10% des Nemgehaltes).

Im angeführten Beispiel ergiebt sich beim **Frühstück** ein Fehlen von 3 Dekanem Eiweiß, da den 2 Pluszahlen der Kuhmilch von je 1, 5 Minuszahlen von Butter, Marmelade und Zucker gegenüber stehen. Brot ist gleichwertig, 30 g Brot = 1 Hektonem enthält ebensoviel Eiweiß wie die Frauenmilch und wird nicht mitgezählt. **Vormittags** gibt das Ei als 3 wertige Speise ein Plus von 2, beim **Mittagessen** ergibt sich vom Fleisch ein Plus von 5 Dekanem Eiweiß, beim Obst ein Manko von $1/2$ Dekanem. Die Eiweißbilanz des Mittagessens ergibt $+ 4^{1}/_{2}$ Dekanem Eiweiß. **Nachmittags** erhöht sich der Eiweißbetrag des Tages um 1 Dekanem aus der Kuhmilch. **Abends** kommt ein Plus von 3 vom Hektonem Käse, die übrigen Nahrungsmittel sind im Eiweißwert der Frauenmilch gleichzusetzen und werden bei der Eiweißrechnung ausgelassen.

Ziehen wir die Tagessumme aus der Eiweißrechnung, so ergibt sich ein Gesamtplus von $7^{1}/_{2}$ Dekanem Eiweiß; das bedeutet, daß in der Tagesnahrung, deren Nährwert 35 Hektonem beträgt, nicht nur 35 Dekanem, d. i. 10% des Nemgehaltes, sondern etwas mehr, nämlich $35 + 7^{1}/_{2}$ Dekanem = $42^{1}/_{2}$ Dekanem ausgenütztes Eiweiß vorhanden ist. Es ist so viel Eiweiß darinnen, wie in 4,25 l Frauenmilch, während das Minimum schon gedeckt gewesen wäre, wenn 35 Dekanem, d. h. soviel Eiweiß wie in 35 Hektonem = $3^{1}/_{2}$ l Frauenmilch enthalten gewesen wäre.

Da das Eiweißminimum nicht wesentlich überschritten ist, können wir mit dem Eiweißgehalt der Nahrung zufrieden sein. Zur Sicherheit wird ein mäßiges Überragen des Eiweißminimums anzustreben sein. Sind ja doch die Eiweißangaben Pirquets nur Durchschnittswerte.

Es wäre zu wünschen, daß wir bei Notwendigkeit der Verköstigung im Gasthause nicht nur über die Qualität und den Preis einer Speise unterrichtet würden, sondern auch über den Nährwert der in der Speisekarte verzeichneten Speisen. Pirquet schlägt eine Reform der Gasthausküche in diesem Sinne vor; es müßte bei jeder Speise auch der Nährwert der Einzelportion in Hektonem vermerkt und garantiert sein, wobei qualitative Abstufungen mit Beeinflussung der Preislage gemacht werden können. Wenn ich gezwungen bin mittags im Gasthaus zu essen und ich weiß, daß das mittags mir entsprechende Mahl den Wert von 12 Hektonem haben soll, so kann ich, wenn bei den einzelnen Speisen der Hektonemwert angegeben und garantiert ist, ohne Schwierigkeit mir den gewünschten Nährwert je nach meinen finanziellen Kräften aus billigen oder teureren Speisen zusammensetzen. Ich kann z. B. 2 Hn Suppe, 2 Hn Fleisch, 3 Hn Gemüse, 3 Hn Mehlspeise und 2 Hn Brot bestellen. Es ist zu wünschen, daß diese Reform der Speisehäuser, die bis nun leider vorwiegend Bier- und Weinhäuser waren, zur Wirklichkeit wird. Auch jetzt hätte die gleichmäßige Fixierung des Nährwertes der Ausspeisung in den Gemeinschaftsküchen praktische Bedeutung. Es ist zweckmäßig, daß der Nährwert der Mittags- oder Abendausspeisung ein bestimmter, immer gleicher ist, z. B. immer 10 oder 15 Hn und nicht täglich schwankend, weil aus der Tierzucht bekannt ist, und Pirquet konnte dies auch bei Kindern nachweisen, daß der Organismus am sparsamsten wirtschaftet, wenn er regelmäßig und mit gleich eingestellter Nahrungsmenge ernährt wird. Zeitweise reichlich zugeführte Nahrung verpufft ohne Wirkung. Daß bezüglich des Nährwertes in den Gemeinschaftsküchen große Schwankungen vorkommen, wissen wir aus Kontrollberechnungen solcher sonst sehr gut geführten Küchen. An einem Tage würde bei Verabreichung von Suppe Fleisch, Beilage und Mehlspeise ein Nährwert von fast 13 Hn, an einem anderen Tage unter Verabreichung dem Namen nach ähnlicher Speisen nur 7,5 Hn, weil die Mehlspeise des einen Tages eine nahrhafte, die des anderen Tages eine nur halb so nahrhafte war. Trotzdem standen die Leute mit dem Bewußtsein vom Mittagstische auf, sie hätten jedesmal gleichwertige Nahrung gegessen. Auch die Küche war sich gewiß dieses Fehlers nicht bewußt, weil sie eben nur qualitativ kocht und nicht auch quantitativ auf den Nährwert bewußt Rücksicht nimmt.

Die obenerwähnte Einteilung in Nahrungsklassen und die einheitliche Verteilung der Hektonemzahlen auf die Tagesmahlzeiten bewährt sich besonders, wenn es sich um Ernährung von Familien und von größeren und großen Gemeinschaften handelt. In diesen Fällen erleichtert das System außerordentlich die Kontrolle des Nährwertes, erleichtert die Übersicht bei Anschaffung der zur Speisenbereitung nötigen Rohstoffe und ermöglicht Sparsamkeit bei der Zubereitung der Speisen selbst, da nur so viel gekocht wird, als wirklich zur Verwendung kommen soll.

Nehmen wir als erstes Beispiel folgende mittelgroße Familie:

Vater 38 J., 90 cm Sitzhöhe, sitzende Beschäftigung
   mit körperlicher Arbeit, Nahrungsbedarf 5 dnsq = 40 Hn
Mutter 34 J., 84 cm Sitzhöhe, stehende Beschäftigung
   mit Arbeit des Haushaltes, Nahrungsbedarf 5 dnsq = 35 „
1. Kind 11 J. alt, 70 cm Sitzhöhe, lebhaftes Kind,
   Nahrungsbedarf 7 dnsq = 35 „
2. Kind 9 J. alt, 65 cm Sitzhöhe, lebhaftes Kind,
   Nahrungsbedarf 7 dnsq = 30 „
3. Kind 6 J. alt, 60 cm Sitzhöhe, lebhaftes Kind,
   Nahrungsbedarf 7 dnsq = 25 „
   Summa 165 Hn

Der gesamte Tagesbedarf beträgt 165 Hn, d. i. der Wert von 16,5 l Milch. Wenn man die obenerwähnte Tagesverteilung für die einzelnen Mahlzeiten annimmt, so erhält man folgende Zahlen.

Die einzelnen Mahlzeiten bestehen aus Hn:

			1. Frühstück	2. Frühstück	mittags	nachmittags	Abendspeise
Vater	IV.	Nahrungsklasse	12 Hn	3 Hn	12 Hn	2 Hn	11 Hn
Mutter	IIIa.	„	10 „	3 „	10 „	2 „	10 „
1. Kind	IIIa.	„	10 „	3 „	10 „	2 „	10 „
2. „	III.	„	8 „	3 „	9 „	2 „	8 „
3. „	IIa.	„	7 „	3 „	7 „	2 „	6 „
			47 Hn	15 Hn	48 Hn	10 Hn	45 Hn

Man ist mit einem Blick darüber orientiert, wieviel Nährwert für jede Mahlzeit herzustellen ist. Würde man z. B. für das zweite Frühstück je 60 g Brot (= 2 Hn) und je 20 g Käse oder 30 g Marmelade (= 1 Hn) verabreichen, so braucht man für diese Mahlzeit 300 g Brot und 100 g Käse (oder statt 100 g Käse 150 g Marmelade). Die Nachmittagsmahlzeit kann aus je 100 g Tee (kein Hektonemwert) und 17 g Zucker (= 3 Würfel = 1 Hn) und 30 g Brot (= 1 Hn) bestehen. Dann kann man leicht berechnen, daß man einen halben Liter Tee, 85 g Zucker (= 17 Würfel) und 150 g Brot vorbereiten muß.

Auch für die Hauptmahlzeiten empfiehlt es sich, einen Plan festzulegen, auf welche Art von Speisen die einzelnen Hektonem verteilt werden sollen. Im Prinzip werden für alle Nahrungsklassen dieselben Speisen hergestellt, nur erhalten die höheren Nahrungsklassen steigende Mengen derselben.

Das erste Frühstück besteht in allen Klassen aus Milch mit

8,5—17 % Zuckerzusatz*), Brot und von der IIa. Klasse an auch aus Käse oder Marmelade. Das Mittagessen aus Suppe, Brot, Gemüse und Mehlspeise (nur die II. und IIa. Klasse erhält kein Brot, weil der Nahrungsbedarf durch die anderen Speisen schon gedeckt ist, das Abendessen aus Suppe und Gemüse (oder Mehlspeise) und Brot. In der II. Klasse fällt das Brot weg.

Ich lasse die Tabelle folgen, die den Hektonemwert der einzelnen Speisen der drei Hauptmahlzeiten in der verschiedenen Klassen angibt. Die Vormittagsmahlzeit (3 Hn) und Nachmittagsmahlzeit (2 Hn) ist weggelassen:

I. Frühstück.

Besteht aus

Klasse	Erfordernis	Kuhmilch + 17% Zuckerlösung	Brot	Käse od. Marmelade
II	5 Hn	= 3 Hn +	2 Hn +	—
IIa	7 „	= 4 „ +	2 „ +	1 Hn
III	8 „	= 4 „ +	3 „ +	1 „
IIIa	10 „	= 4 „ +	4 „ +	2 „
IV	12 „	= 5 „ +	4 „ +	3 „
IVa	13 „	= 5 „ +	5 „ +	3 „

Man sieht, alle erhalten dasselbe, aber in verschiedener Menge.

Mittagessen.

Klasse	Erfordernis		Suppe	Brot	Gemüse	Beilage oder Mehlspeise
II	5 Hn		= 1 Hn +	— +	2 Hn +	2 Hn
IIa	7 „		= 2 „ +	— +	2 „ +	3 „
III	9 „	bestehen	= 2 „ +	1 Hn +	3 „ +	3 „
IIIa	10 „	aus	= 2 „ +	1 „ +	3 „ +	4 „
IV	12 „		= 2 „ +	1 „ +	4 „ +	5 „
IVa	14 „		= 2 „ +	2 „ +	4 „ +	6 „

Abendessen.

Klasse	Erfordernis		Suppe	Brot	Mehlspeise oder Gemüse
II	5 Hn		2 Hn +	— +	3 Hn
IIa	6 „		2 „ +	1 Hn +	3 „
III	8 „	bestehen	2 „ +	2 „ +	4 „
IIIa	10 „	aus	2 „ +	2 „ +	6 „
IV	11 „		2 „ +	2 „ +	7 „
IVa	13 „		3 „ +	3 „ +	7 „

---

*) Bei Milchmangel ist die gezuckerte Milch durch Einbrennsuppe oder Mehlspeise zu ersetzen.

Auch diese Art der Verteilung soll nur ein Vorschlag sein, er kann jederzeit modifiziert werden. In dem erwähnten Beispiel der Familie kann man die Verteilung in folgender Weise gestalten*):

Mahlzeiten	Speisen	Vater	Mutter	Kind 11 J.	Kind 9 J.	Kind 6 J.		Nahrungsgewicht in g	
	Si	90	84	70	65	60			
	dn Siqua	5	5	7	7	7			
	Hn	40	35	35	30	25	=165		Dn Eiweiß
		12,12,11	10,10,10	10,10,10	8,9,8	7,7,6	Hn		
I. Frühstück	Suppe, Gleichnahrung ..	6	5	5	4	4	24	2400	—
	Brot	4	3	3	2	2	14	420	—
	Marmelade ..	2	2	2	2	1	9	270	−9
	Summa	12	10	10	8	7	47		
II. Frühstück	Brot	1	1	1	1	1	5	150	—
	Butter	2	2	2	2	2	10	85	−10
	Summa	3	3	3	3	3	15		
Mittagessen	Suppe, Halbnahrung ..	3	2	2	2	2	11	2200	—
	Fleisch ...	3	2	2	2	1	10	400	+60
	Gemüse, Gleichnahrung ..	3	3	3	3	2	14	1400	—
	Kartoffeln ..	3	3	3	2	2	13	1040	−6,5
	Summa	12	10	10	9	7	48		
Nachmittagessen	Tee mit Zucker, Halbnahrung	1	1	1	1	1	5	1000	−5
	Brot	1	1	1	1	1	5	150	—
	Summa	2	2	2	2	2	10		
Abendessen	Mehlspeise (30 g) ...	8	7	7	5	3	30	900	—
	Marmeladetunke (50 g)	3	3	3	3	3	15	750	−15
	Summe	11	10	10	8	6	45		
	Gesamtsumme	40	35	35	30	25	165	11165	+14,5

Um nicht weitläufig zu werden, will ich anführen, wie die Hausfrau nach diesem Programm die Mittagsgemüse herzustellen hätte. Die Hausfrau weiß, daß 14 Hn Gemüse benötigt wird. Wählt sie als Gemüse Spinat, so kann sie das Rezept, das ich auf S 9 gebracht habe, in Anwendung bringen. Es lautet, daß man für je 1 Hn Spinat benötigen:

$$\begin{array}{l}70 \text{ g geputzten Spinat} = 28 \text{ Nem (mit Wasser gekocht und dann gehackt)} \\ \left.\begin{array}{l}4 \text{ g Butter} \\ 5 \text{ g Mehl}\end{array}\right\} \text{zur Einbrenne} \quad \begin{array}{l}48 \text{ „}\\ 25 \text{ „}\end{array} \\ \text{mit Wasser auf 50 g zu bringen} \quad = 100 \text{ Nem.}\end{array}$$

---

*) Die Tabelle wurde von der Lehrschwester Paula Panzer zusammengestellt.

Man braucht nur jede Zahl mit 14 zu multiplizieren, dann weiß man, daß man

        980 g Spinat
        56 g Butter
        70 g Mehl benötigt. Da der käufliche Spinat viel Abfallblätter ergibt, muß etwa $1^{1}/_{4}$ kg Spinat eingekauft werden.

In ähnlicher Weise ist die Hausfrau imstande Suppe, Fleisch und Mehlspeise in erforderlichem Nährwert auf den Tisch zu bringen. Die Berechnung der erforderlichen Ingredienzen geht besonders schnell, wenn die Rezepte der Speisen pro 1 oder 10 Hn vorbereitet sind (s. System der Ernährung III. Teil: Die Nemküche).

Es bleibt der Küche und ihrer Kunst überlassen, die Speisen qualitativ so zu gestalten, daß sie den Appetit anregen. Wir verlangen, daß die Speisen möglichst guten Geschmack besitzen und appetitlich aufgetragen werden aber wir verlangen ebenso bestimmt, daß die von der Küche gelieferten Speisen auch den angeforderten Nährwert haben.

Diese Art der einheitlichen Hektonemverteilung für alle Nahrungsklassen erweist sich erst recht vorteilhaft bei Ernährung einer großen Zahl von Kindern verschiedenen Alters. Man mißt mit dem erwähnten Maßstab (s. S. 33) die Sitzhöhe der Kinder einzeln ab, bestimmt gleichzeitig durch Ablesen am Maßstab entsprechend der gewünschten Anzahl von Dezinem Siqua (6 bis 8 Dezinem) die Nahrungsklasse, in die das Kind einzureihen ist. Ich habe schon darauf hingewiesen, daß die Kinder beim Essen nicht nach Alter, sondern nach Nahrungsklasse geordnet sitzen, so daß die Orientierung über die zu verabfolgende Nahrungsmenge sofort möglich ist.

Aber auch die Verschreibung der gewünschten Nahrungsmenge aus der Küche ist bei Einhaltung der einheitlichen Hektonemverteilung sehr vereinfacht. Der durch seinen Umfang berüchtigte Speisebogen des Krankenhauses wird, soweit die Vollkost in Betracht kommt, ungemein kurz.

Ich bringe hier ein Beispiel einer Tages-Kostverschreibung für 55 Kinder, die in unserem Widerhofer-Pavillon wegen leicht tuberkulöser Erkrankungen zu Ernährungszwecken aufgenommen möglichst einfach, aber schmackhaft mit 7 Dezinem Siqua ernährt wurden und bei dieser Kost in der Woche ungefähr 150 bis 250 g pro Kopf zunahmen. Die erwähnten 7 Dezinem kommen auf Grund folgender Überlegung zustande:

    3 Dezinem Minimum,
    1   „   Wachstum,
    2   „   stehende Beschäftigung, mäßige Bewegung,
    1   „   Rekonvaleszenzzunahme.

Nach Abmessen der 55 Kinder ergab sich nachstehende Verteilung in Nahrungsklassen:

II. Klasse	1 Kind	daher Gesamtbedarf	1×20 Hn	=	20 Hn
II a. „	20 Kinder	pro Tag	20×25 „	=	500 „
III. „	16 „	„	16×30 „	=	480 „
III a. „	11 „	„	11×35 „	=	385 „
IV. „	7 „	„	7×40 „	=	280 „
				Summe	1665 Hn

Nach der auf S. 43 gegebenen schematischen qualitativen und quantitativen Übersicht benötige ich z. B. für das Abendessen dieser Kinder:

	Hn	Suppe	Brot	Gemüse oder Mehlspeise	Multipliz. m. der Anzahl d. Patient.	Ergibt Gesamtmenge des Abendessens Suppe Brot Gemüse
II. Kl.	5	= 2 Hn +	—	+ 3 Hn	$\times 1 =$	2 Hn — Hn 3 Hn
II a. „	6	= 2 „ +	1	+ 3 „	$\times 20 =$	40 „ 20 „ 60 „
III. „	8	= 2 „ +	2	+ 4 „	$\times 16 =$	32 „ 32 „ 64 „
III a. „	10	= 2 „ +	2	+ 6 „	$\times 11 =$	22 „ 22 „ 66 „
IV. „	11	= 2 „ +	2	+ 7 „	$\times 4 =$	8 „ 8 „ 28 „
					Summe	104 Hn 82 Hn 221 Hn

Die drei letzten Zahlen werden der Küche als Erfordernis für das Abendessen mitgeteilt; die Küche hat daher am Abend 104 Hn Suppe, 82 Hn Brot, 221 Hn Gemüse herzustellen.

Wie erwähnt, besitzen wir für die gangbaren Speisen Rezepte, in denen die Angabe der Bestandteile für den Nährwert von 10 Hn enthalten sind. Die Küche hat das Recht, die Art der Gemüse oder der Suppe, kurz jeder Speise in eigenem Wirkungskreis zu bestimmen. Der Speiseplan kann wohl für eine Woche oder länger vorbereitet sein, darf aber jederzeit geändert werden. Was aber nicht umgestoßen werden darf, ist der Nährwert. Dieser muß unbedingt geliefert werden. Jetzt geschieht gewöhnlich das Umgekehrte. Die notierte Speise wird krampfhaft festgehalten, aber dafür am Nährwert gestrichen.

Die Gemüse und Suppen werden in unserer Küche so hergestellt, daß die Hektonemzahlen leicht mit geaichten Schöpfern à 100, 150, 200 oder 300 cm^3 ausgeteilt werden können. Sie sind also entweder Gleichnahrungen oder jedenfalls leicht zu berechnen. Die Mehlspeisen werden, da ihr Gesamtnährwert aus der Zubereitung bekannt ist, nach der Fertigstellung gewogen. Nach dem Gesamtgewicht und dem bekannten Gesamthektonemwert wird das Gewicht eines Hektonem berechnet und der Abteilung bekannt gegeben. Die Austeilung erfolgt dann nach Gewicht. Auf Grund der qualitativen Zusammensetzung wird auch der Eiweißgehalt der Tagesmenge kontrolliert.

Diese Art der Küchenführung, eine wissenschaftliche Art, die nur so viel kocht, als wirklich dem Nahrungsbedarf entspricht, ist ökonomisch, es gibt keine Reste, die in den „Abfallkübel" kommen; die Kinder bekommen weder zu viel noch zu wenig, sondern jedes Kind gerade diejenige Nahrungsmenge und -wert, den sie eben benötigen. Jeder Teller muß geleert werden. Mit einem Rundblick erkennt die Schwester, ob jedes Kind seinen Teil verzehrt hat, die wirklich Appetitlosen werden damit sofort aufgedeckt.

Hat man Erwachsene bestimmter Arbeitskategorien im Großen zu ernähren, so kann man sich die Mühe des Messens der einzelnen Sitzhöhen ersparen, man nimmt eine durchschnittliche Sitzhöhe an, ebenso eine gleiche Zahl von Hektonem pro Kopf, z. B. für marschierende Soldaten 50 Hn pro Kopf und Tag (IVa. bis V. Klasse), für weibliches Pflegepersonal 35 Hn pro Kopf und Tag (IIIa. bis IV. Klasse) usw. Auch da lassen sich einheitliche Speisepläne für die einzelnen Mahlzeiten festsetzen.

So wie für Kopf und Tag der Nährwertbedarf berechnet werden kann, so kann auch der Bedarf für längere Zeit bestimmt werden. Man braucht nur die Bedarfszahl eines Tages mit der Anzahl der gewünschten Tage zu multiplizieren. Diese Berechnungen sind notwendig, wenn ich darüber schlüssig werden muß, welche Nahrungsmittel und welche Menge ich zu versorgen habe, wenn ich z. B. eine Ferienkolonie von 50 Kindern im Alter von 8 Jahren durch 30 Tage ernähren soll. Wenn ich in Rechnung ziehe, was ich an Ort und Stelle decken kann, so bin ich imstande, die erforderlichen anderen Nahrungsmittel im voraus zu berechnen und ihre Anschaffung einzuleiten.

50 Kinder aus der Stadt im Durchschnittsalter von 8 Jahren sollen in eine Ferienkolonie aufs Land geschickt werden, um dort einen Monat zuzubringen. An Ort und Stelle sind zu haben:

Brot 280 g pro Kopf und Tag,
Zucker 1,25 kg pro Kopf und Monat,
ferner täglich 25 Liter Milch,
10 Eier,
10 kg Kartoffeln,
10 kg frisches Gemüse.

Die Fragen lauteten: Wieviel Nährwert brauchen die Kinder in dieser Zeit? Haben die Kinder mit den vorhandenen Nahrungsmitteln ihren Bedarf gedeckt? Wenn nicht, wieviel Nährwert habe ich außerdem zu beschaffen und in welcher Form?

Um die Fragen zu lösen, berechnet man zuerst den Bedarf eines Kindes. Die Sitzhöhe eines 8 Jahre alten Kindes beträgt rund 65 cm. $65^2 = 4225$. Der Nährwertbedarf wird mit 7 dnsq gedeckt sein (3 dnsq Minimum, 1 dnsq

Wachstum, 2 dnsq für mäßig lebhafte Bewegung (Spiel), 1 dnsq Rekonvaleszenzzunahme). 7 dn von 4225 sind 2957 n = rund 30 Hn. Der Nahrungsbedarf eines Kindes beträgt 30 Hn oder 3 Kn pro Tag, der Nährwertbedarf für 50 Kinder und 30 Tage $50 \times 30 \times 3 = 4500$ Kilonem.

Die vorhandenen Nahrungsmittel haben, für den ganzen Monat berechnet, folgenden Nährwert:

Vorhandene Nahrungsmittel	kg	Tage	Köpfe	Gesamtmenge kg	Kilonemwert	Gesamtwert der Nahrungsmittel	Eiweißwert des Kilonem	Eiweiß Hn	+ Eiweiß Hn
Brot	0,28	30	50	420	$3,3=\frac{10}{3}$	1400	1	1400	—
Zucker	1,25	—	50	62,5	6	375	—	—	— 375
Vollmilch	25,00	30	—	750	1	750	2	1500	+ 750
Eier (1 Ei = 40 g) . .	0,4	30	—	12	2,5	30	3	90	+ 60
Kartoffeln	10,00	30	—	300	1,25	375	$^1/_2$	188	— 188
Gemüse	10,00	30	—	300	0,4	120	2	240	+ 120
Summe						3050 Kn		3418	+ 367

Vom Bedarf 4500 Kilonom sind 3050 Kilonem durch die am Ort beschafften Nahrungsmittel gedeckt. Es fehlen 1450, also rund 1500 Kilonem Nährwert, der noch zu versorgen ist. An Eiweiß fehlen — da ein Plus von 367 Hn besteht — 1083 Hn oder rund 1100 Hn.

Die anzuschaffenden Nahrungsmittel müssen also einen Nährwert von rund 1500 Kilonem und einen Eiweißwert von 1100 Hektonem haben.

Zu diesem Zwecke können wir einkaufen:

	Kilonemwert	Gesamt-Nemwert Kilonem	Eiweiß	Eiweiß Hn	Eiweiß + —
50 kg Schmalz	$13,3=\frac{40}{3}$	667	—	—	— 667
150 " Mehl	5	750	1	750	—
20 " Käse mager	5	100	4	400	+ 300
Summe		1517 Kn		1150 Hn	— 367

Die Forderung ist damit erfüllt, auch der Eiweißgehalt ist gedeckt. Die Kinder können in diesem Falle rationell ohne Fleisch ernährt werden. Für Begleitpersonen, die in der Ferienkolonie mit beköstigt werden, müssen die entsprechenden Nahrungsmittel noch dazugerechnet werden. Im allgemeinen kann für diese der Nährwertbedarf mit 3,5 Kn pro Kopf und Tag angenommen werden.

Alles, was ich bemüht war mit Zahlen zu berechnen, kann man viel einfacher, übersichtlicher und rascher mit Hilfe der dem ersten Bande des „System der Ernährung" beigegebenen Tafel (Ernährungsdreieck) auf graphischem Wege erreichen. Die Tafel ist leichtverständlich und spielend zu handhaben.

Um den ökonomischen Einkauf zu ermöglichen, sind weitere Tafeln in diesem ersten Bande vorhanden, die den Vergleich der Preise der einzelnen Nahrungsmittel nach ihrem Nemwert erlauben. Die Preise werden in der Tafel durch Kennzeichen oder Punkte markiert und mit einem Blick ist man über die Preiswürdigkeit der einzelnen Nahrungsmittel orientiert. Eine ähnliche kleinere Tafel dient zur Orientierung über den billigsten Einkauf von eiweißreichen Nahrungsmitteln.

Im zweiten Teil des „System der Ernährung" sind interessante Angaben über die Bestimmung des Nemwertes der einzelnen Nahrungsmittel aus der Trockensubstanz enthalten. Diese Methode der Nährwertbestimmung hat infolge ihrer Einfachheit große praktische Bedeutung.

Im zweiten Bande bringt Pirquet überdies die praktischen Grundlagen des Ernährungssystems auf Grund von Beobachtungen an Neugeborenen und Säuglingen. Es wird über Erfahrungen bei Anwendung des Systems in Krankenanstalten, Kinderausspeisungen berichtet. Der dritte Teil beschäftigt sich mit Küchenfragen und bringt eine Fülle von erprobten Rezepten für die Küche (in Nemwert berechnet).

Das Ernährungssystem Pirquets ist zum Teil durch den Krieg und die dadurch hervorgerufene Nahrungssorge entstanden. Wohl kommen heute, wo wir oft ohne Rücksicht auf Preisverhältnisse an Nahrungsmitteln herbeischaffen müssen, was wir bekommen, nicht alle Konsequenzen des Systems, vor allem nicht immer die ökonomische Seite des Systems voll zur Geltung. Daß das System Pirquets jedoch unbeschadet der jeder neuen Sache sich entgegenstellenden Schwierigkeiten Wurzel schlagen wird, sowohl bei Ärzten als auch bei Laien, das glaube ich aus der Tatsache vorhersagen zu können, daß neben vielen Anhängern anderer Jahre vor allem die Jugend für die Sache ist. Die junge Generation von Ärzten die in Wien heranwächst, erlernt mit Freude die neue Lehre, und auch die Jugend der Schwestern und die jungen Damen der Ernährungskurse sind mit Feuereifer beim Studium derselben.

Die Jugend ist für das System und deshalb ist mir nicht bange für seine Zukunft.

Verlag von Julius Springer in Berlin W 9

System der Ernährung. Von Prof. Dr. **Clemens Pirquet,** Vorstand der Universitäts-Kinderklinik in Wien.
Erster Teil: Mit 3 Tafeln und 17 Abbildungen. Unveränderter Neudruck. 1921. GZ. 5.3
Zweiter Teil: Mit Beiträgen von Prof. Dr. B. Schick, Dr. E. Nobel und Dr. F. von Gröer. Mit 48 Abbildungen. 1919. GZ. 13.5
Dritter Teil: Nemküche. Mit Beiträgen von Schwester Johanna Dittrich, Schwester Marietta Lendl, Frau Rosa Miari und Schwester Paula Panzer. 1919. GZ. 7.5
Vierter Teil: Mit Beiträgen von Prof. F. von Gröer, Dozent Dr. A. Hecht, Dozent Dr. E. Nobel, Prof. Dr. B. Schick, Dr. R. Wagner und Dr. Th. Zillich. Mit 180 Abbildungen. 1920. GZ. 13.5

Ernährungstafeln. Von Prof. Dr. **Clemens Pirquet.**
Tafel I: **Ernährung des Menschen.** 1917. Aufgezogen. GZ. 0.1
Tafel II: **Einkauf von Nahrungsbrennstoff.** 1 Block (50 Stück). 1917. GZ. 0.4
Tafel III: **Einkauf von Nahrungseiweiß.** 1 Block (50 Stück). 1917. GZ. 0.4

Eine einfache Tafel zur Bestimmung von Wachstum und Ernährungszustand bei Kindern. Von Prof. Dr. **Clemens Frhr. v. Pirquet.** (Sonderabdruck aus der Zeitschrift für Kinderheilkunde 1913). 1913. GZ. 0.3

Die Grundlagen unserer Ernährung und unseres Stoffwechsels. Von Emil **Abderhalden,** o. ö. Professor der Physiologie an der Universität Halle a. S. Dritte, erweiterte und umgearbeitete Auflage. Mit 11 Textfiguren. 1919. GZ. 3.5

Physiologische Anleitung zu einer zweckmäßigen Ernährung. Von Dr. **Paul Jensen,** o. ö. Professor der Physiologie und Direktor des physiologischen Instituts der Universität Göttingen. Mit 9 Textfiguren. 1918. GZ. 2.8

Die im Kriege 1914 bis 1918 verwendeten und zur Verwendung empfohlenen Brote, Brotersatz- und Brotstreckmittel unter Zugrundelegung eigener experimenteller Untersuchungen. Zugleich eine Darstellung der Brotuntersuchung und der modernen Brotfrage. Von Prof. Dr. med. et phil. **R. O. Neumann,** Geh. Med.-Rat, Direktor des Hygienischen Institutes der Universität Bonn. Mit 5 Textfiguren. 1920. GZ. 10.5

Verlag von J. F. Bergmann in München

Über den jetzigen Stand der Diabetestherapie. Von Prof. **Carl von Noorden.** Erweiterte Form des auf der Tagung der Deutschen Gesellschaft für innere Medizin in Wiesbaden 1921 erstatteten Referates. 1921. GZ. 1

Die eingesetzten Grundzahlen (GZ.) entsprechen dem ungefähren Goldmarkwert und ergeben mit dem Umrechnungsschlüssel (Entwertungsfaktor), Mitte Oktober 1922: 80, vervielfacht den Verkaufspreis.

Verlag von Julius Springer in Berlin W 9

Handbuch der Ernährungslehre. Von Prof. Dr. **Carl von Noorden,** Geh. Med.-Rat, Frankfurt a. M., Prof. Dr. **Hugo Salomon,** Wien, und Prof. Dr. **L. Langstein,** Berlin. In drei Bänden. (Aus Enzyklopädie der klinischen Medizin. Allgemeiner Teil.) Erster Band: **Allgemeine Diätetik** (Nährstoffe und Nahrungsmittel, allgemeine Ernährungskuren.) Von Geh. Med.-Rat Prof. Dr. **C. v. Noorden** und Prof. Dr. **H. Salomon.** 1920. GZ. 38

Diätetik der Stoffwechselkrankheiten. Von Dr. **Wilhelm Croner.** 1913. GZ. 2.8; gebunden GZ. 3.4

Diätetische Küche für Klinik, Sanatorium und Haus, zusammengestellt mit besonderer Berücksichtigung der Magen-, Darm- und Stoffwechselkranken. Von Dr. **A.** und Dr. **H. Fischer,** Sanatorium „Untere Waid" bei St. Gallen in der Schweiz. 1913. Gebunden GZ. 6

Kochlehrbuch und praktisches Kochbuch für Ärzte, Hygieniker, Hausfrauen, Kochschulen. Von Prof. Dr. **Chr. Jürgensen,** Kopenhagen. Mit 31 Figuren auf Tafeln. 1910. GZ. 8; gebunden GZ. 9

Allgemeine diätetische Praxis. Von Prof. Dr. med. **Chr. Jürgensen,** Kopenhagen. 1918. GZ. 18

Die Bedeutung der Getreidemehle für die Ernährung. Von Dr. **Max Klotz,** Arzt am Kinderheim Lewenberg und Spezialarzt für Kinderkrankheiten in Schwerin. Mit 3 Abbildungen. 1912. GZ. 4.8

Nährwerttafel. Gehalt der Nahrungsmittel an ausnutzbaren Nährstoffen, ihr Kalorienwert und Nährgeldwert, sowie der Nährstoffbedarf des Menschen. Graphisch dargestellt von Geh. Reg.-Rat Dr. **J. König,** ord. Professor an der Westfälischen Wilhelms-Universität in Münster i. W. Elfte, verbesserte Auflage. Dritter Abdruck. 1917. GZ. 2.4

Die Volksernährung. Veröffentlichungen aus dem Tätigkeitsbereiche des Reichsministeriums für Ernährung und Landwirtschaft. Herausgegeben unter Mitwirkung des Reichsausschusses für Ernährungsforschung.

1. Heft: **Das Brot.** Von Prof. Dr. med. et phil. **R. O. Neumann,** Geheimer Medizinalrat, Direktor des Hygienischen Instituts der Universität Bonn. 1922. GZ. 1.1

2. Heft: **Nahrungsstoffe mit besonderen Wirkungen** unter besonderer Berücksichtigung der Bedeutung bisher noch unbekannter Nahrungsstoffe für die Volksernährung. Von Prof. Dr. med. et phil h. c. **Emil Abderhalden,** Geheimer Medizinalrat, Direktor des Physiologischen Instituts der Universität Halle a. S. 1922. GZ. 0.4

3. Heft: **Fette und Öle in der Ernährung.** Von Prof. Dr. **Heiduschka,** Dresden. In Vorbereitung.

Die eingesetzten Grundzahlen (GZ.) entsprechen dem ungefähren Goldmarkwert und ergeben mit dem Umrechnungsschlüssel (Entwertungsfaktor), Mitte Oktober 1922: 80, vervielfacht den Verkaufspreis.

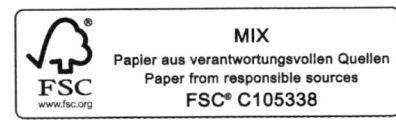

If you have any concerns about our products,
you can contact us on
ProductSafety@springernature.com

In case Publisher is established outside the EU,
the EU authorized representative is:
**Springer Nature Customer Service Center GmbH
Europaplatz 3, 69115 Heidelberg, Germany**

Printed by Libri Plureos GmbH
in Hamburg, Germany